胃がん
「手術後」の不安をなくす
新しい生活術

がん研有明病院 病院長
佐野 武 監修

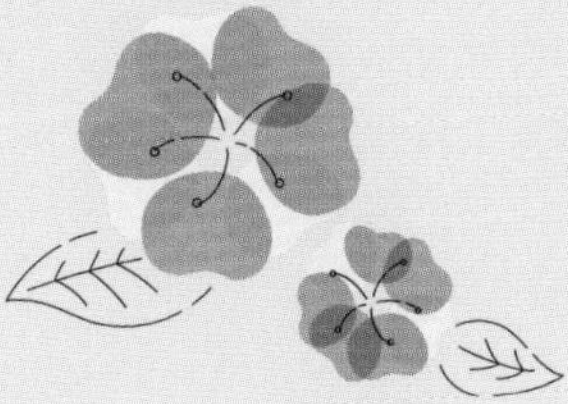

主婦と生活社

はじめに

かつて、がんは「不治の病」と呼ばれていましたが、がんの診断法や治療法は著しく進化し、いまではがん全体の5年生存率は6割以上にまで向上しています。とりわけ胃がんは、早期ならば5年生存率は95%以上という、治りやすいがんのひとつです。

とはいえ、胃がんの治療が、患者さんやそのご家族にとって「一大事」であることには変わりありません。本書を手にされたあなたは、ご自身あるいは身近な方が胃がんの手術を受けたという状況におありかと思います。

胃は、私たちが口からとった食べ物を蓄えて消化し、少しずつ小腸へ送り出すという大切な役割を担っている臓器です。胃がんの手術では残念ながら、がんが転移しているかもしれないリンパ節もふくめ、一見正常な胃の範囲も広く切除することも少なくありません。

「受けた手術で生活がどう変わるのだろうか」「胃が小さくなったら、食事はどうなるんだろう」「仕事と治療の両立はできるのか?」など、患者さんやご家族の不安は尽きないものです。

このような不安を何とか軽減したいと、２０１３年に刊行したのが『胃がん手術後の生活読本』です。長年、多くの患者さんやご家族にご支持いただき、このたび全面改訂してお届けすることとなりました。

10年たった現在も、胃がん治療の中心が手術であることは変わりませんが、より患者さんの負担の少ない腹腔鏡《ふくくうきょう》手術が普及し、ロボット支援手術も登場しました。化学療法では副作用をおさえる対策が進み、通院治療が主流になっています。また、再発胃がんに対しては、がんのタイプに合わせた薬や免疫システムに働きかける薬が効果をあげています。これら最新の胃がん治療をわかりやすく解説するとともに、術後の体がどのように変化するのか、どのように対応すればよいのかを、さらに詳しく紹介しています。

まったく同じ手術を受けても、その後の経過は人によってさまざまですが、人々の不安は、「知らない」ことや「わからない」ことによって助長されるものです。まずは〝一般的な術後の生活の見通し〟をもっていただければと思います。胃がん手術後の生活に対する不安を軽減して、これからの人生をよりよく生きるために、本書がお役に立てば幸いです。

がん研有明病院　病院長　佐野　武

胃がんの手術後も
“自分らしい生活”を大切に！

治療の進歩により、がん患者さんの人生は長くなっています。がんの手術後は生活が一変すると思いがちですが、“自分らしい生活”を続けることはできます。

胃がん手術後のスケジュール

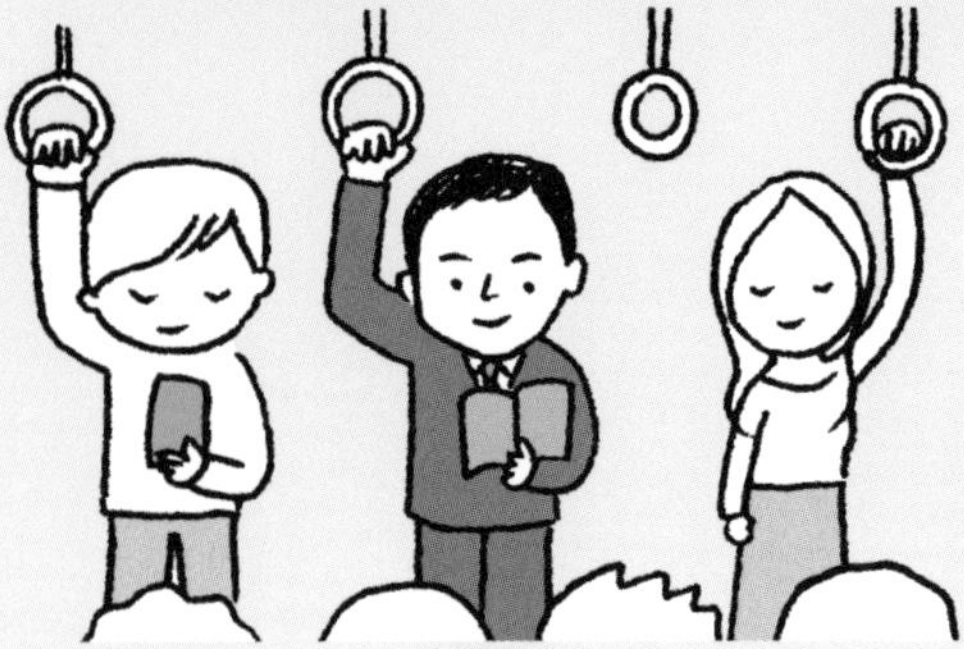

手術

1週間〜10日

体調が安定したら退院

食事をとることができ、合併症などもなければ退院できる。

入院中の生活
➡P24〜

1か月

早ければ職場へ復帰

オフィスワーカーであれば、早期に復帰できる例が増えている。

➡P46

1か月半ごろ

ステージII・IIIの患者さんは

術後6週間ごろから抗がん剤治療を開始

再発を予防するため、1年間抗がん剤治療（術後補助化学療法）を行う。

➡P48〜

3か月

食欲が戻り、体調が安定する

少しずつ食欲が回復し、量も食べられるように。5〜6回に分ける食事スタイルにも慣れるころ。

術後の食生活は
➡P70〜

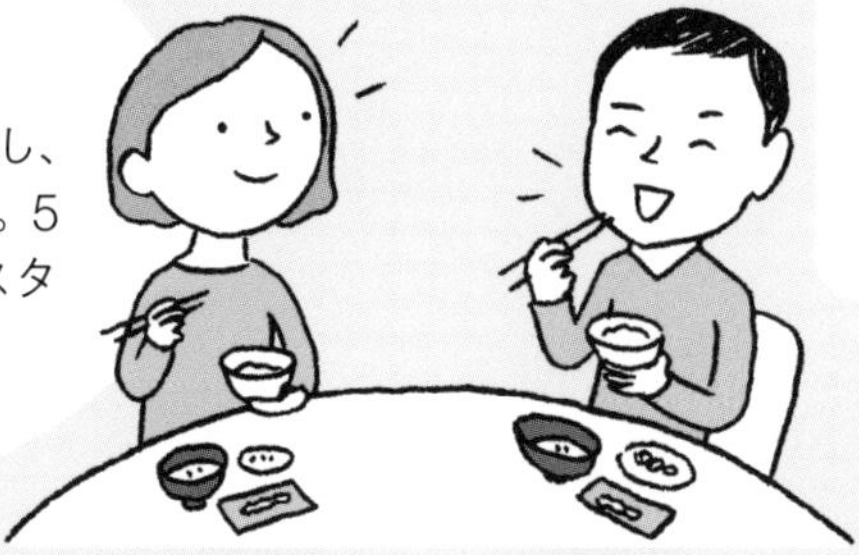

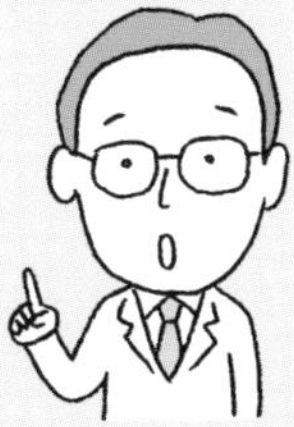

体への負担が少ない手術が普及し、社会復帰が早まりました。術後の抗がん剤治療も、ほとんどが外来で受けられます。

もし再発したら……
主治医と治療法を相談

がんの状態、患者さんの体力などにより治療方針が変わる。治療は薬物療法が基本となる。納得できる治療法を選択することが重要。

●がんの増殖をおさえる
薬物療法 ➡P150～

●痛みをやわらげる
放射線療法、緩和ケア ➡P160～

抗がん剤治療が
終わったあとも定期検査を

早期がんは半年～１年ごと、進行がんは３か月～半年ごとの頻度で受診し、５年間通院することがすすめられる。

➡P136～

1年

3年

5年

再発する場合は、手術後３年以内のケースが多い。

定期検査が終わっても、
健康診断をまめに

５年間異常がなければ、検査は終了。その後も他のがんや生活習慣病の発見のため、年に１回は健康診断を。

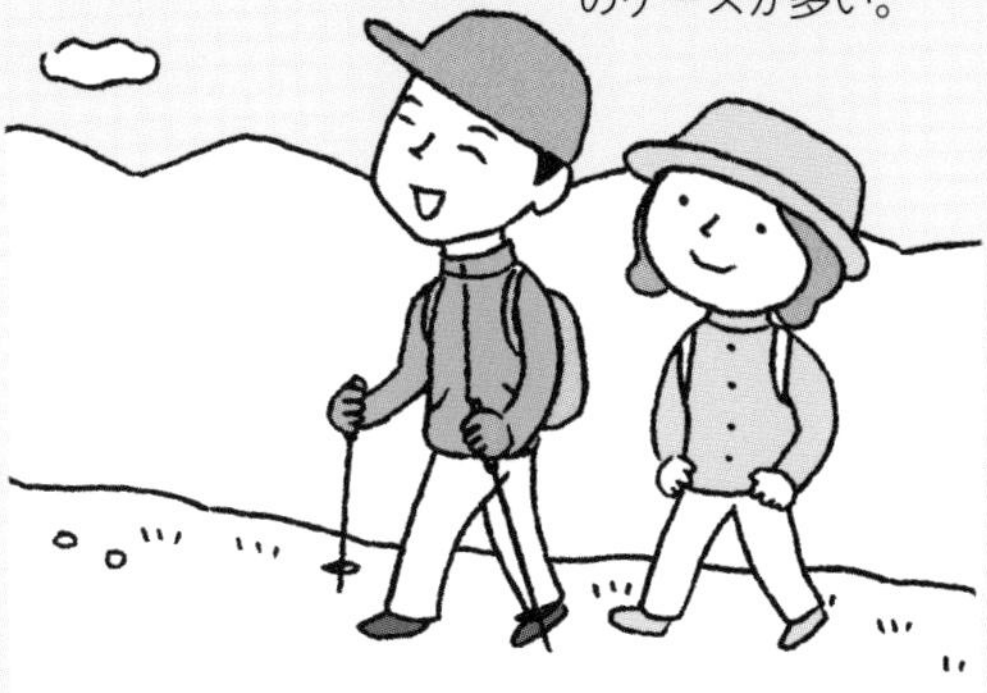

患者さんの不安

「抗がん剤治療」と「術後の食生活」。
２つの大きな悩みにズバリ答えます！

不安❶　副作用がつらい？ ---→ 抗がん剤治療

絶対に受けなければいけませんか？

術後の抗がん剤治療は、胃がん**ステージⅡ・Ⅲの患者さん**に推奨されています。受けるかどうかは患者さんにゆだねられますが、抗がん剤治療を受けたほうが、手術だけで経過を見るより**再発率が約10%低く**なります。

髪は必ずぬけてしまう？

脱毛の起こる薬剤は限られています。どうしても避けたい場合は、**薬の組み合わせを変える**ことをご相談ください。

入院が必要になる？

吐き気を軽減する制吐剤《せいとざい》の開発により、胃がんの**抗がん剤治療は基本的に外来で行えるように**なりました。点滴で薬を投与する場合は短期入院することも。

副作用に耐えられるか心配……

以前は、副作用のために、抗がん剤治療の継続が難しい患者さんもいました。治療の継続率を高めるためにも、**副作用をおさえる薬が開発されています**。つらいときは、医師に相談してください。**訴えの多い吐き気は、現在制吐剤でかなりおさえられるように**なりました。

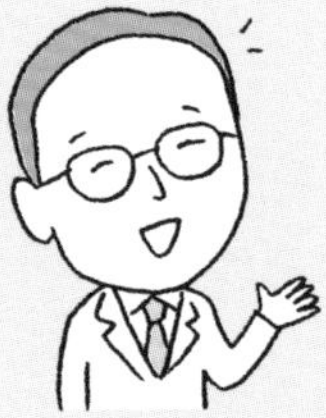

研究が進み、代表的な副作用である吐き気はかなり楽に。注意事項さえ守れば食事も他の人と同じようにとることができます。

不安❷ 胃を切ったら何が変わる？ ---➜ 術後の食生活

お酒を飲んでもいい？

ほどほどなら問題ありません。手術で胃が小さくなると、アルコールが急に腸に流れこむようになり、酔いがまわりやすくなるので注意します。

食べられなくなるものはある？

しっかり咀嚼《そしゃく》するなら、**何を食べても大丈夫**です。注意が必要な食品（P78～）のみ、とる量に気をつけましょう。

退院後、食事で困ったら誰に相談？

病院が**外来で栄養相談**を受け付けているなら、そこで管理栄養士に相談しましょう。電話相談を行っているところもあります。

時間がたつと胃の大きさは戻る？

徐々に食べられる量が増えていくため、胃のサイズが戻ったかのように錯覚しがちですが、胃のサイズは変わりません。負担をかけないよう、**少しずつゆっくり食べましょう**。

少しの量しか食べられなくなる？

胃が小さくなるため、手術直後は食べるとすぐお腹いっぱいに。しかし、だんだんと小腸が胃の代わりに消化の働きを果たすようになり、**３～４か月ほど経つと食事量が増えていきます**。

薬物療法への期待

さまざまな治療薬が登場。手術後のがんの治療が進歩しています！

治療効果が高く安価

1999年

▶ 抗がん剤 TS-1 が開発された

従来の抗がん剤より効果が高く、費用も安価な TS-1（S-1）が治療に使われるように。

がん細胞を狙いうちする

2011年

▶ 分子標的薬が使われるように

従来の抗がん剤と異なり、がん細胞だけを狙い撃ちにする薬剤。

がんがもつ特徴を検知することで、がん細胞だけに作用することができる。

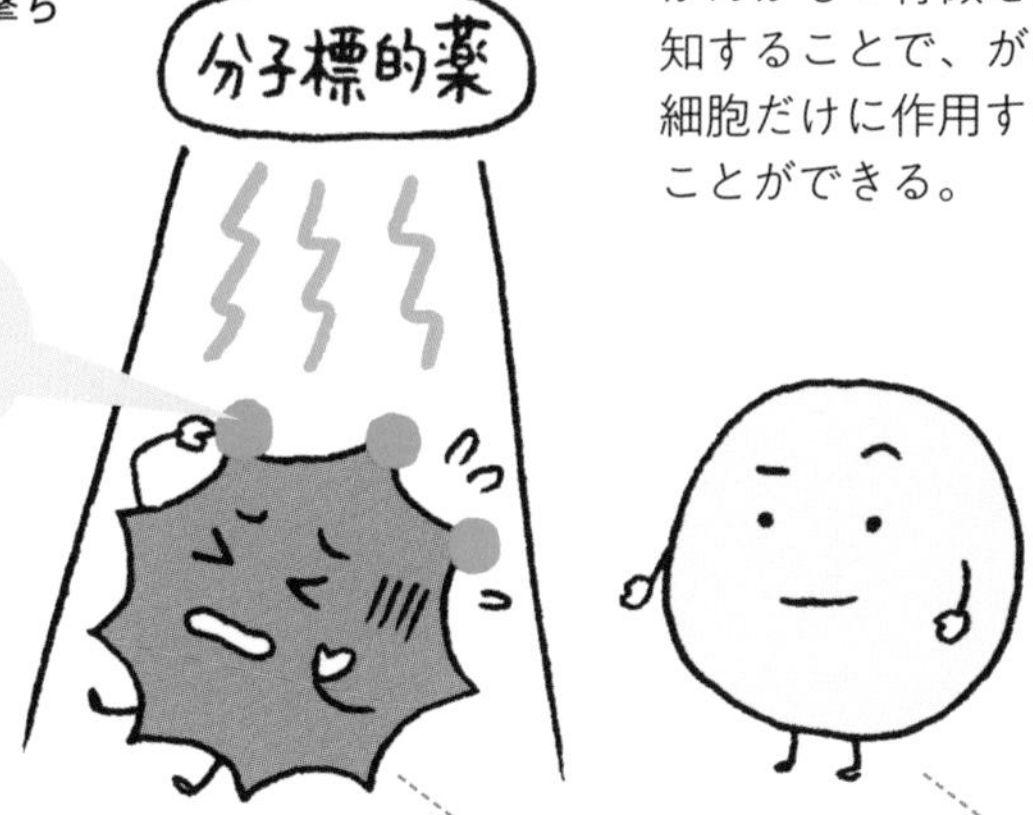

正常な細胞は攻撃されないので、副作用が軽減される。

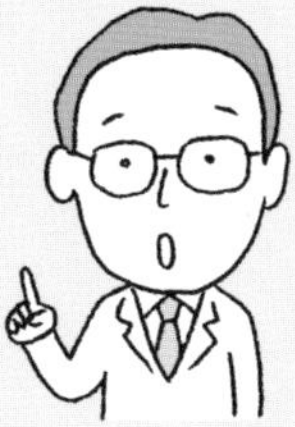

新しい治療は高い効果が望める一方、費用や副作用などの懸念点も。メリットとリスクを理解し、自分自身で納得して継続する姿勢が大切です。

遺伝子情報を治療に役立てる がんゲノム医療が進む

2019年から「がん遺伝子パネル検査」（P165～）が**一部保険適用**に。現在、検査で自分の遺伝子変異に適した薬剤が見つかる確率は10%程度だが、今後研究が進めば、**新たな治療の選択肢**となっていくことが期待される。

リスク 保険適用外の場合、検査費40～60万円と高額

2021年　2019年

＼＼がんが治《ち》癒《ゆ》する可能性も／／

▶免疫チェックポイント阻害剤が標準治療に

がん細胞には免疫細胞にブレーキをかける働きがある。

免疫のシステムに働きかける画期的な治療薬。HER2陰性胃がん（P152~）に対して使用可能。 難しいとされてきた再発がんの治癒が望めることも。

免疫チェックポイント阻害剤を使用

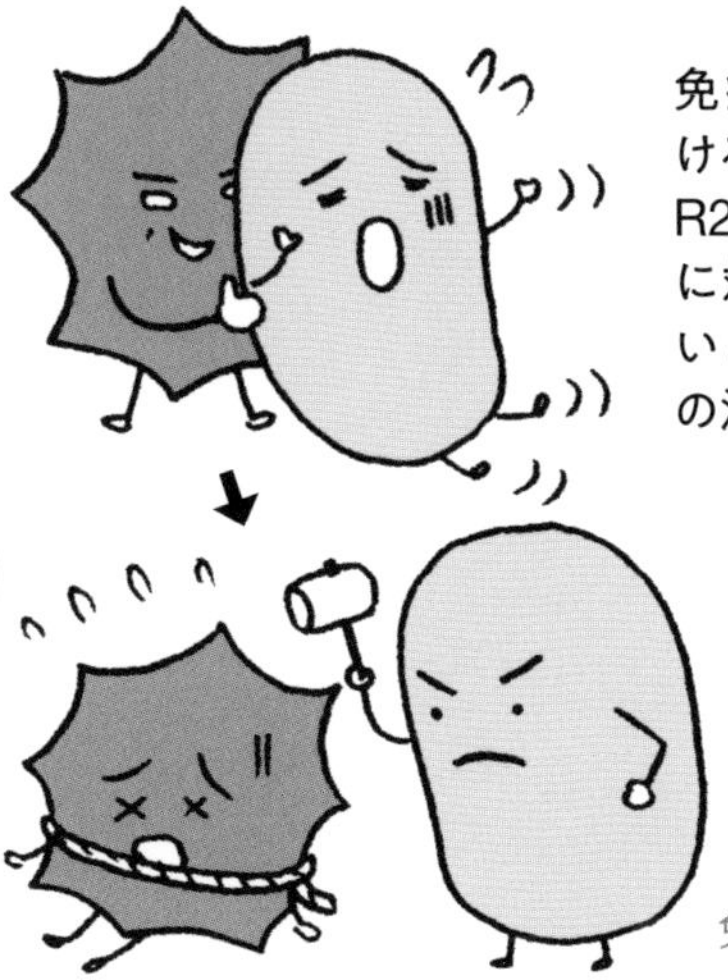

ブレーキがはずれ、免疫細胞ががん細胞を攻撃できる。

リスク 従来の抗がん剤とは異なる副作用が起こることがある（P153～）

社会資源を活用

ひとりで悩みを抱えこまない。
いろんな人の助けを借りてください！

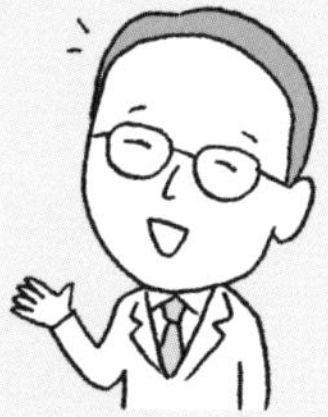

不安や心配に応えてくれる機関や制度がたくさんあります。限られた情報で判断せず、視野を広くもって有効に活用しましょう。

主治医の提案する
治療方針でいいのか不安……

↓

セカンドオピニオン

主治医以外の医師の意見を聞くことができる。セカンドオピニオン外来のある医療機関を探し、受診する（P66～）。自分自身が納得し、最善だと思える治療を受けることが大切。

治療中のあらゆる心配ごと。
どこに相談すればいいの？

↓

がん相談支援センター

全国のがん診療連携拠点病院（P118）などに設置されている。がんの専門相談員として研修を受けた医療ソーシャルワーカーや看護師などが経済・心理面、介護など幅広い相談に応じる。

在宅医療に切り替えるため
介護保険を申請したい

↓

地域包括支援センター

市区町村が設置する高齢者むけの無料相談窓口。介護保険申請の援助を行う（P124～）。他にも、保健師やソーシャルワーカー、介護支援専門員などが、福祉や保健の面から相談に応じる。

同じ境遇の人の
考え方や意見を知りたい

↓

がん患者さんの会

がん患者さんの会は全国各地で発足し、それぞれ交流会を開催したり、情報交換サイトを運営したりしている。また、アルファ・クラブ（P168）など、胃を手術した人同士のコミュニティも。

『胃がん「手術後」の不安をなくす 新しい生活術』 もくじ

第3章

後遺症をおさえる食生活

第4章

退院後の生活と健康管理

第1章

手術後の早期回復のために

自分の受けた手術をおさらいする

胃をどれくらい切除したか主治医に確認しておく

胃がんの手術では、がんの場所や進行度に応じて、胃の切除範囲と、リンパ節の切除（リンパ節郭《かく》清《せい》）範囲が決まります。

胃の切除範囲は、噴《ふん》門《もん》側胃切除術、幽《ゆう》門《もん》側胃切除術、幽門保存胃切除術、胃全摘術の４つに分類されます。

また、リンパ節郭清範囲は、胃のすぐそばのリンパ節だけを郭清するＤ１と、広い範囲を郭清するＤ２、その中間のＤ１+（Ｄ１プラス）に分類されます。

胃の３分の２以上の切除とＤ２リンパ節郭清を行う手術が「定型手術」で、これが胃がんに対する基本術式です。

早期胃がんでは、切除範囲やリンパ節郭清範囲を小さくする「縮小手術」が、逆に進行したがんでは、定型手術よりさらに広範囲を切除する「拡大手術」が行われることがあります。

手術後の生活にしっかり対処するためにも、自分の受けた手術の内容について、主治医に確認しておきましょう。

術後の回復が早い腹腔鏡手術が普及

近年は開腹手術以外に、内視鏡の一種である腹腔鏡《ふくくうきょう》を用いた手術が普及しており、開腹手術と比べて術後の生存期間に差がないことが明らかになっています。手術の傷が小さく、術後の回復が早いのが特長です。

最近は、腹腔鏡手術にロボット技術を活用した「ロボット支援手術」も行われており、２０１８年４月から保険適用内で受けられるようになっています。

自分が受けた手術のタイプを知る

胃の切除範囲による分類

②から④までを切除
幽門側胃切除術➡P20

①から④までを切除
胃全摘術➡P20

①から②までを切除
噴門側胃切除術➡P21

②から③までを切除
幽門保存胃切除術➡P21

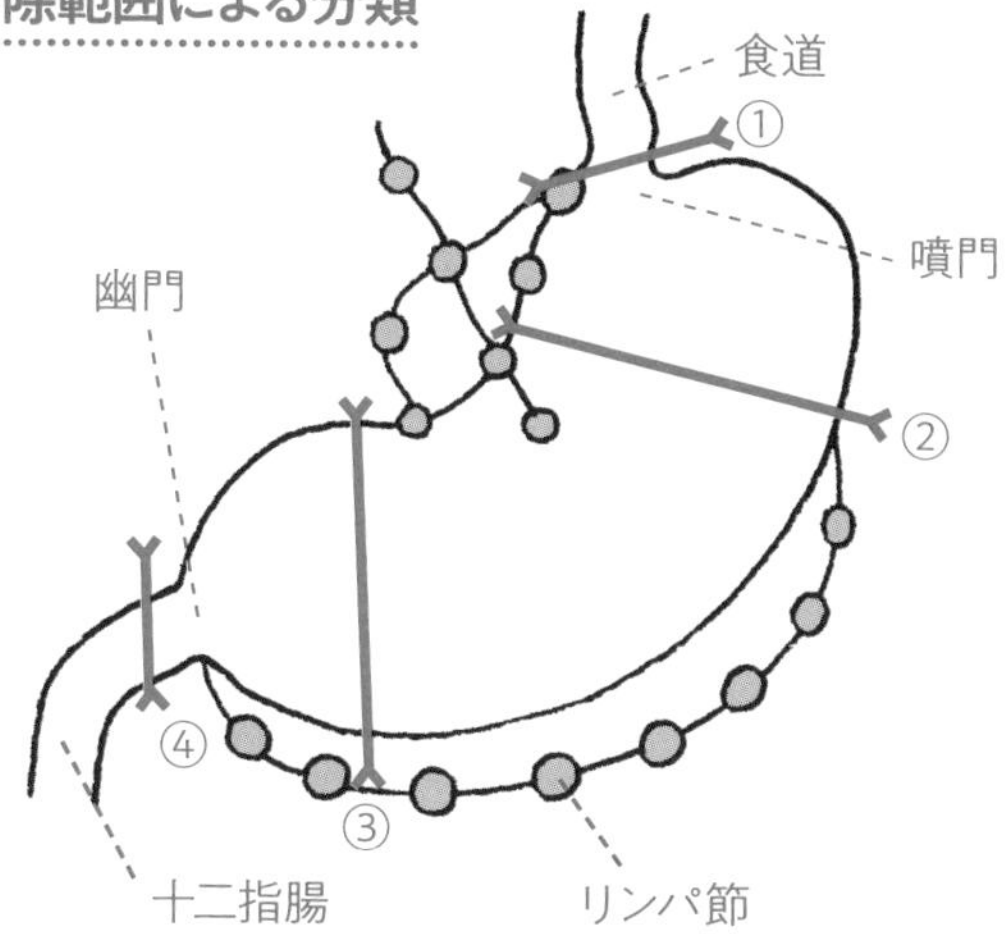

切除範囲による定義

定型手術―胃の３分の２以上と周辺のリンパ節を切除。早期胃がん（P135）でリンパ節転移がうたがわれる、または進行胃がん（P135）の場合に行われる。

縮小手術―切除範囲が定型手術に満たない手術。明らかなリンパ節転移がない早期胃がんで、下記の内視鏡的切除術対象外のケース。

拡大手術―定型手術より広範囲の臓器やリンパ節を切除する。がんの周囲臓器への浸潤、規定範囲以上のリンパ節転移があるケース。

近年普及した腹腔鏡手術

腹部に小さな孔《あな》を数か所あけ、腹腔鏡を入れてがんを切除する手術。開腹手術と同様に腸管の切除やつなぎ合わせが行われるが、傷が小さいので痛みは軽減される。手術後のお腹の症状や生活の注意は、開腹手術の場合とほぼ同じ。

〈内視鏡的切除術〉

リンパ節転移の確率がほぼゼロの早期がんに限って行われる。胃を切除しないので、術後の日常生活には支障が出ない。 ➡P23

切除範囲ごとの胃のつなぎ合わせ方

定型手術 幽門側胃切除術

定型手術で、食道側の胃が残せるとき（がんが胃の下部にある場合）に行われる。胃の下部3分の2を切除し、残った胃と十二指腸または空腸をつなぎ合わせる。

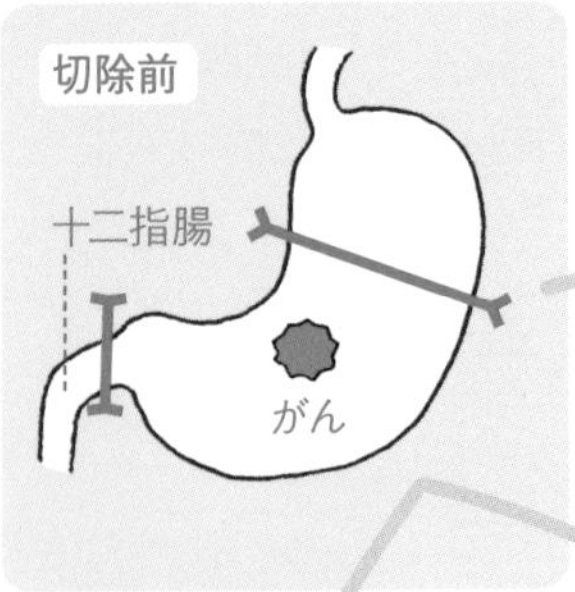

胃と十二指腸をつなぎ合わせる

ビルロートⅠ法

残った胃と十二指腸をつなぐ。

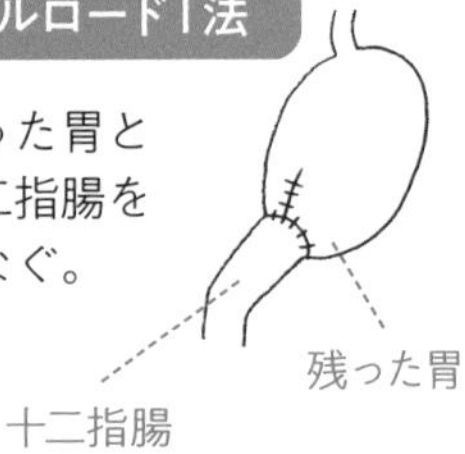

胃と空腸をつなぎ合わせる

方法①

ビルロートⅡ法

残った胃と空腸（十二指腸から続く小腸）をつなぐ。十二指腸の切り口は閉じる。

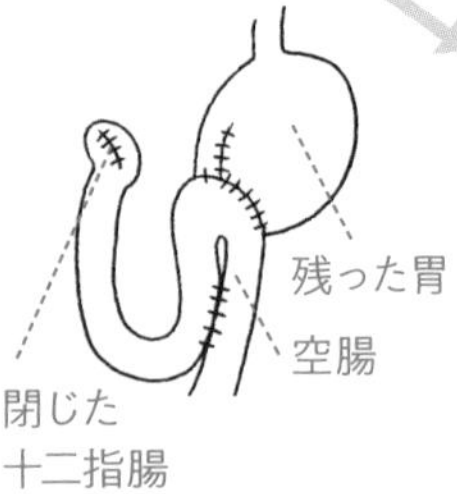

方法②

ルーワイ法

方法①と同様、残った胃と空腸をつなぐ。十二指腸は切りはなし、空腸とつなぐ。

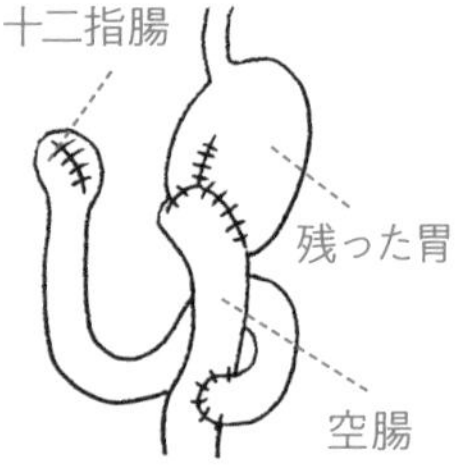

定型手術 胃全摘術

定型手術で、食道側の胃が残せないときに行われる。空腸を切りはなし、引き上げて食道とつなぐ。

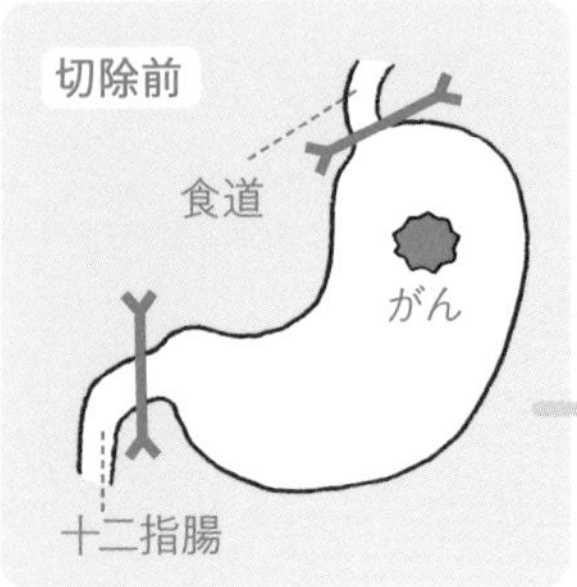

ルーワイ法

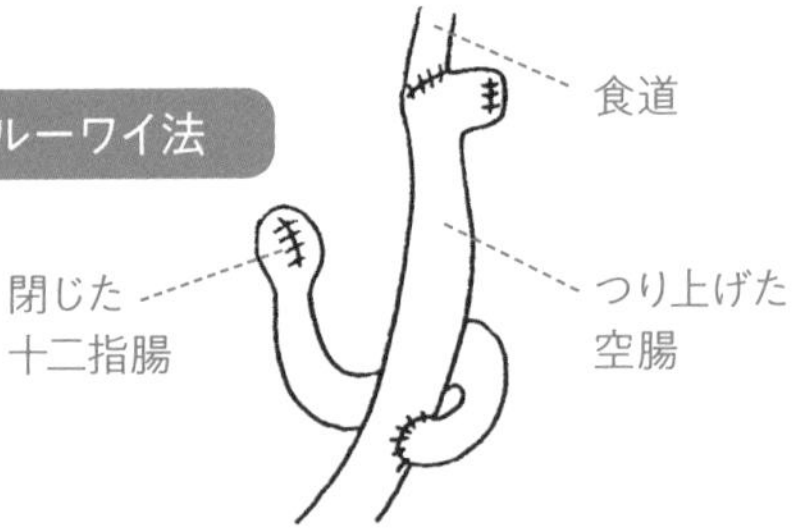

縮小手術 〉噴門側胃切除術

縮小手術で、十二指腸側の胃を２分の１以上残せるとき（がんが胃の上部に位置する場合）に行われる。逆流防止の措置を施した手術方法が選択される。

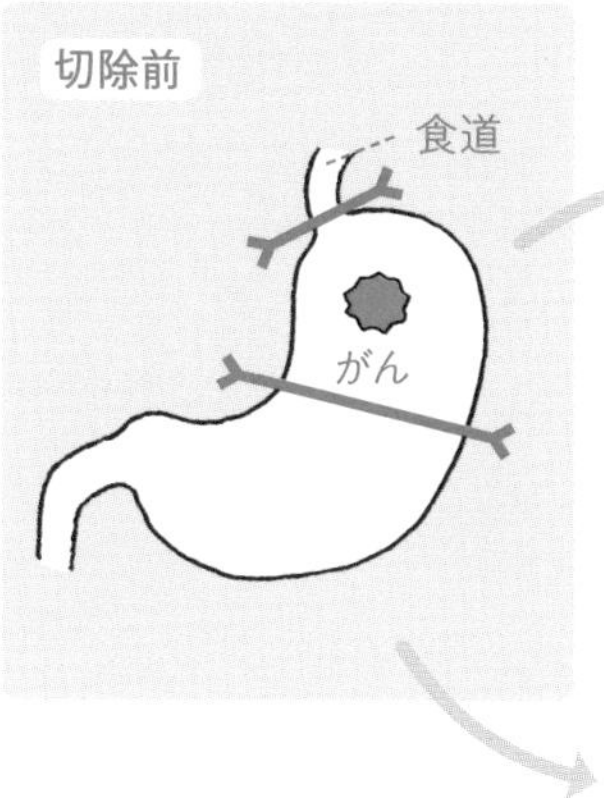

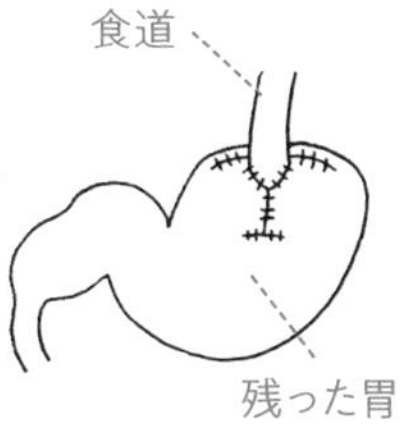

観音開き法

残った胃と食道を直接つなぐが、胃壁の中に一部食道を埋没させ、逆流を防ぐ。

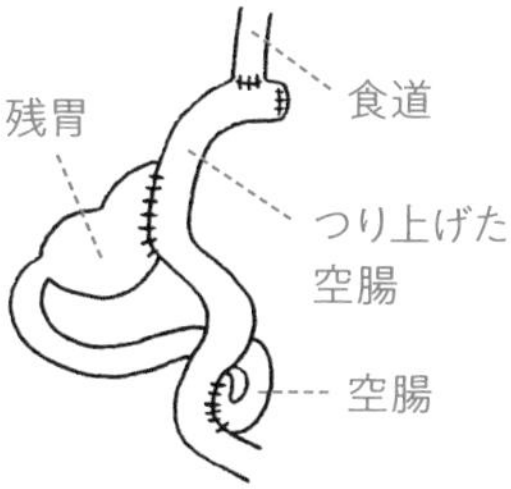

ダブルトラクト法

つり上げた空腸を食道とつなぎ、さらに残胃ともつなぐ。

手術によるおもな合併症

腹腔内膿瘍《ふくくうないのうよう》

縫合が不全で消化液が腹腔内に漏れると、腹部に膿がたまることがある(P30～)。

無気肺・肺炎

術後にたんをうまく吐き出せないと、肺炎を合併することがある（P32～）。

創感染

手術の傷口の感染症や出血が起こることがある(P34)。

縮小手術 〉幽門保存胃切除術

縮小手術で、幽門から４㎝程度の胃を残せるとき（がんが胃の真ん中付近にある場合）に行われる。食道側と十二指腸側の胃をつなぐ。

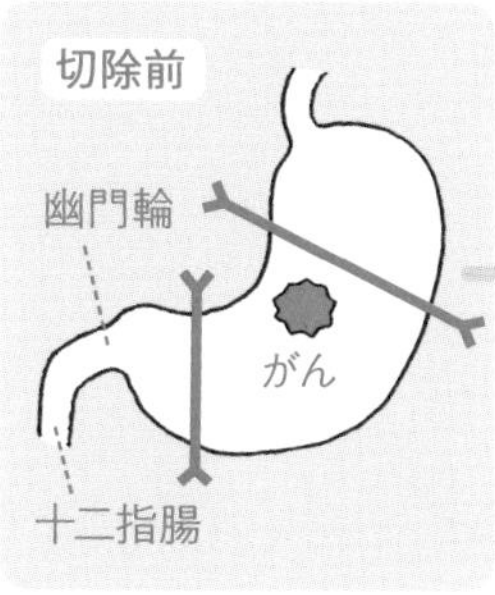

胃胃吻合法

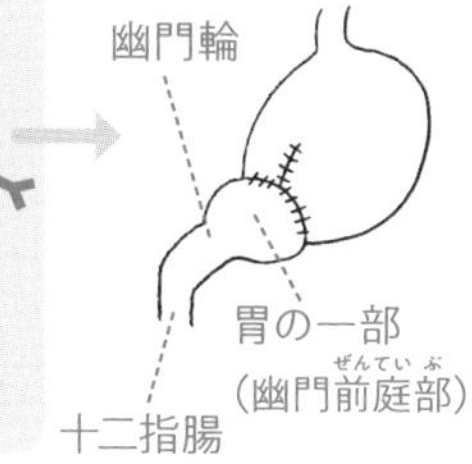

胃の役割は食べ物の貯蔵・消化

胃は、口から食道を通って入ってきた食べ物を蓄え消化する臓器です。1.5～2.5ℓほどの飲食物をためることができ、胃の内壁から分泌される胃液（胃酸）で消化の第一段階が行われます。胃の入口の噴門《ふんもん》は、胃の内容物が逆流しないように閉じる働きをしています。胃の中で一定時間とどめられ、どろどろの状態になった内容物は、胃の出口の幽門《ゆうもん》を通り、少しずつ十二指腸へ送り出されます。

手術で胃を切除すると、胃の機能が低下し、貯蔵や消化の面で、手術前と違いが出てきます。食べ方や生活を工夫することで、変化した胃に対応しましょう。

手術後に低下する胃の４つの力

胃を切除することで、胃の働きが弱まり、後遺症があらわれることがある。術後に低下する胃の力と、その対処法を知っておく。

① 食べ物を細かくする力

胃で食べ物を消化する力が弱くなるため、あまり噛まずに飲みこむと、消化不良で下痢を起こす。胃の働きを口で補うつもりで、**10～20回、唾液と混ぜ合わせながら噛み、少量ずつ飲みこむ。**

② 食べ物を腸に少しずつ送りだす力

食べ物を少しずつ小腸に送り出す幽門（胃の出口）を切除すると、ダンピング症候群（P38～）が起きやすい。**少量ずつ、30分以上時間をかけて食事をとるようにする。**

③ 食べ物をためる貯蔵力

胃が小さくなるため、一度にたくさん食べると、胃や腸がふくらんで苦しくなる（小胃症状：P43）。**食事を１日５～６回に分けて少しずつとったり、少量で栄養がとれる栄養補助食品を利用したり**する。

④ 逆流を防ぐ力

食べ物の逆流を防ぐ噴門（胃の入り口）を切除すると、逆流性食道炎（P40～）が起きやすい。**食後30分間は上体を起こし安静にする。就寝の２時間前には食事をすませることを目標に。**

“2000年以降、胃を切除しない内視鏡的切除術の範囲が拡大”

内視鏡的切除術は、口から内視鏡を挿入しがんを切り取ります。術後の後遺症もほぼありません。

まず「内視鏡的粘膜切除術（EMR）」が開発されました。生理食塩水を注入して隆起させた病変に、スネア（針金）をかけて高周波電流で焼き切る方法です。

さらに、「内視鏡的粘膜下層剥離《はくり》術（ESD）」が開発され、現在は主流になりました。スネアではなく特殊な電気メスが用いられ、比較的大きな病変など、EMRでは難しい症例に行われています。

機器の進歩と切除技術の向上により、内視鏡的切除術の適応となる病変のほとんどが安全に一括で切除できるようになっています。

↓ 内視鏡的切除術の流れ

❶ がんを切除
口から入れた内視鏡で、胃の粘膜にある病変（がん）の組織を切除し、回収する。

▶

❷ 検体を評価
①を調べ、がんがすべて切除されているか、またリンパ節転移の可能性がないか判断。

▶

❸ 治療方針を決定
②の結果に基づき、再度内視鏡的切除術や追加の外科手術を行う必要があるかを決定する。

↓ 内視鏡的切除術のQ＆A

Ⓠ 内視鏡的切除術で身体にリスクがともなうことはありますか？

Ⓐ ESDでの治療では、ごくまれに胃壁に穴が空く「穿孔《せんこう》」や、切除後の潰瘍から出血が起こる「後出血《こうしゅっけつ》」がみられるケースがあります。

Ⓠ 切除後、気をつけたほうがいいことはありますか？

Ⓐ 内視鏡で胃の粘膜が削られ、治療後は一時的に胃潰瘍の状態になります。術後３週間は、飲酒や香辛料・油の多い料理など、刺激物は控えてください。

Ⓠ 切除できたとしても、再発する可能性はありますか？

Ⓐ ESDで治癒切除と判断された場合、再発はきわめてまれです。しかし、温存した胃に新しいがんができることがあるため、経過観察を行います。

手術後、早めに体を動かして回復を早める

手術直後は無理をせず安静に

手術直後は麻酔が効いていますが、時間が経つと徐々に切れ、傷の痛みを感じるようになります。痛みは、術後2〜6時間後に最も強く感じられますが、2〜3日すると少しずつ楽になってきます。痛みを我慢していると、かえって体に負担がかかるので、痛み止めは十分に使ってもらいましょう。

手術直後は、血液やリンパ液を排出する管や、尿を排出する管、点滴の管などが、体に入れられています。ひとりで起き上がろうとしたり、寝返りを打ったりしたときに管がぬけてしまわないように、体を動かす際は看護師の手を借りましょう。

ソフト食などから普通の食事に戻していく

手術当日は、飲食ができない場合もあります。のどが渇く場合は、湿らせたガーゼで口内を拭いてもらいましょう。

手術の種類にもよりますが、早ければ翌日（術後1日目）から水分を少しずつとりはじめ、2日または3日目からソフト食やおかゆが出されます。「しっかり食べて早く治そう」というあせりは禁物です。まずは少しずつ、徐々に慣らしていきましょう。

一口食べたら休み、テレビを見たり、新聞を読んだりして、また一口食べたら箸を置きます。十分に噛んで、ゆっくり飲み下しましょう。

食べ物や飲み物が下りていかない、逆に上がってくる感じがする、などの違和感を覚えたときは、我慢せずに医師や看護師に伝えてください。

手術から退院までのプロセス

入院～手術前日

・検査（血液検査など）
・手術、麻酔についての説明を聞く
・前夜より水分以外の飲食物摂取の制限
・下剤を服用し排便

↓

手術当日（術前）

・手術着に着替え、麻酔後、手術

↓

手術当日（術後）

・点滴や尿道カテーテルなどの管をつけた状態で、病室または回復室へ移動。ベッド上で安静にすごす

↓

手術翌日

↓

手術後数日以内

・食事を開始する
・看護師などの付き添いで歩行練習
・深呼吸をしてたんを出す
・適宜、医師に痛み止めの処方を受けながら、積極的に歩行や呼吸を行う

・術後検査（血液検査、X線撮影など）
・回診で手術の傷を確認
・医師の指示で水分摂取を開始
・可能ならば、付き添いありで立つ練習をはじめる

↓

手術後1週間～10日

・ある程度食事がとれるようになる
・歩いて洗面所や浴室、トイレなどに行ける
・徐々に痛みがやわらぐ
・１週間程度で傷口の抜糸

↓

退院

退院許可がおりるための条件

● 検査結果に問題がない
● 傷口が回復にむかっている
● 極端な体力低下がない
● 食生活などの指導をうけ、理解している

早めに体を動かし早期離床をめざす

最近の外科手術では、術後の回復をスムーズにし、腸の癒着《ゆちゃく》を防ぐため、早めに体を起こすことがすすめられています。手術の翌日（術後1日目）、血圧や脈拍が安定していることを確認してから、まずゆっくり起き上がります。看護師に支えてもらい、ベッドに腰掛けてふらつかないことを確かめ、ゆっくり立ち上がって少し歩いてみましょう。

ふらふらする場合は、立ち上がって深呼吸してみるだけでも十分です。またゆっくり横になり、次の機会を待ちます。日ごとに体調は回復するので、あせる必要はありません。ただし、寝たきりの状態が続くと、それだけ全身の回復が遅れ、肺炎を起こしやすくなったり、腸の癒着が起こったりするので、遅くとも術後2日目には少しだけでも歩けるとよいでしょう。

気持ちが落ちつかず、よく眠れない場合は、医師に相談して睡眠導入剤の処方を受けるなどして、睡眠をとるようにしましょう。睡眠不足は体力回復の妨げになるので、全身状態を不安定にしてしまいます。

深呼吸やたんを出す訓練で合併症を予防

多くの場合、術後1週間ほどで傷口の抜糸が行われます。

傷の完治には3か月程度かかりますが、術後1週間～10日で退院し、普通の生活に戻れる場合がほとんどです。

胃がんの手術は全身麻酔で行われますが、この際、酸素をとりこんだり麻酔薬を挿入したりするために気管内に管が入ります。気管に異物が入る刺激により、術後、管をぬいたあとで、たんが増えます。術前に喫煙していた人は、もともとの気管が炎症を起こしていることもあり、とくにたんが出やすくなります。

腹部の傷が痛くてたんがうまく出せないと、肺のふくらみが不十分になり、肺炎や無気肺（P32～）といった状態になることがあります。胃がんの手術では、腹部の上のほうに傷がつきます。とくに胃全摘術の場合は横隔膜付近にも切除範囲が及ぶため、下腹部の手術に比べて呼吸への影響が強く出や

合併症予防に役立つリハビリ

腹式呼吸

1

イスに座り背筋を伸ばした姿勢で、2秒間ゆっくり鼻から息を吸いこみお腹に入れる。

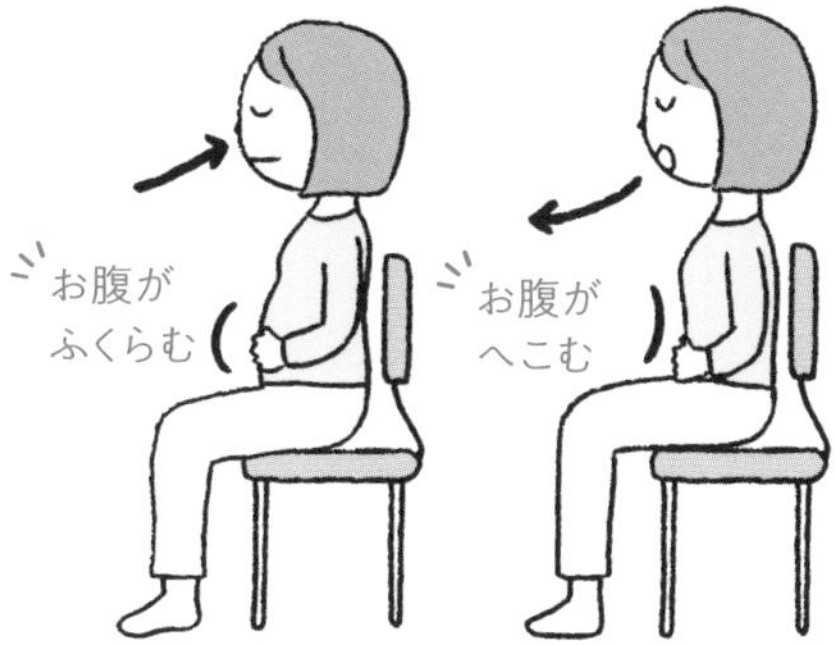

2

口笛を吹くように口をすぼめ、4秒間かけてゆっくりお腹から息を吐き出す。

たんを出す訓練（ハッフィング）

1

2～3回、大きく腹式呼吸をし、手術の傷を両腕でしっかりおさえる。

2

大きく息を吸いこんだら、2～3秒間止めて、「ハッハッハッ」と強く息を吐き出す。

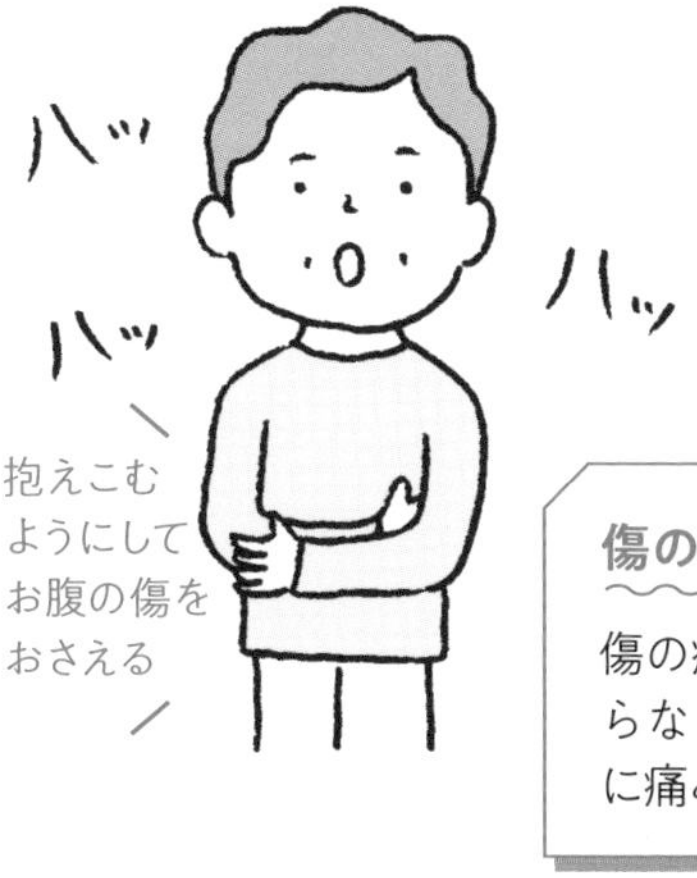

3

②を数回くり返して、たんがのどの奥まで上がってきたら、せきばらいをして、たんを吐き出す。

傷の痛みがひどいときは

傷の痛みがひどくお腹に力が入らないときは、我慢せず、医師に痛み止めを処方してもらう。

日常生活動作

座る

①ベッドの上で体を起こす→②ベッドの上で座る→③ベッドのふちに腰掛ける、というふうに段階的に進める。

歩く

看護師やヘルパーの介助を受けて、歩く練習をする。ベッドまわりからはじめ、室内、院内へと、移動範囲を広げていく。

すくなります。

このような肺合併症を予防する目的で、術前・術後に呼吸訓練（P27）が行われる場合があります。喫煙者は、手術前なるべく早く完全禁煙が必要で、さらに手術前から去痰剤などの服用をすすめられる場合もあります。

退院は食事の進み具合と傷の治り具合で判断

多くの場合、術後１週間目に傷口の抜糸（縫合にホチキス型の金具を用いている場合は「抜鉤《ばっこう》」という）が行われます。まれに傷口が化膿したり、皮下脂肪が溶けて傷から液体のしみ出しが続いたりすると、入院が長引くことがあります。

食事はスープやジュース、やわらかいおかゆなどからはじめ、順調なら術後１週間目には全がゆが食べられるようになります。１回の食事は少なめに盛りつけてあり、その分、10時、15時などに軽めの間食が出ます。１日の合計摂取量が１０００キロカロリーくらいになれば退院が可能です。術後の経過が順調なら、術後１週間〜10日で退院になるでしょう。

とくに大きな術後合併症がなくても、手術の影響で腸の蠕動《ぜんどう》運動が悪く、食事が進まない場合があります。あるいは、食べはじめの数日は順調だったのに、１週間くらいして急に食べられなくなることもあります。

症状に合わせて点滴を加えたり、食事を加減したりしてもらいます。入院が長引く場合もありますが、ゆっくり回復していくのであせる必要はありません。

疑問点は説明を受けてから退院する

術後検査で問題がなく、食事も徐々にとれるようになり、極端な体力低下や合併症がなければ、いよいよ退院です。

胃がん手術後は胃の状態が変わるため食事のとり方に工夫が必要です。事前に医師や看護師、栄養士などから説明を受けて、理解しておく必要があります。

また、患者さんと生活をともにする家族にむけて、簡単な説明と食事指導などを行う病院が増えています。退院後の生活について不安や疑問点などがあれば、よく聞いておきましょう。

退院までの食事の流れの例

手術前日		朝・昼食は五分がゆ、夕食は流動食
手術当日	絶水・絶食	※午後手術の場合、3時間前までは飲水が指示されることも
手術翌日	飲み物のみ	水300mL
術後2日目	↓	3食とも果物ジュース
術後3日目	ソフト食	3食ともソフト食（食材をペースト状にしかためたもの）半量
術後4日目	分割食	3食とも五分がゆ半量＋午前10時と午後3時の間食
術後5日目	↓	4日目と同じ
術後6日目以降	↓	患者さんそれぞれの状態に合わせ、内容や量を微調整
術後7日目以降	退院	回復状態であれば退院

先生、教えて
Q&A

主治医に質問をしづらいと感じます

「説明の内容が難しく質問しづらい」「忙しそうで気が引ける」など、主治医への質問のしかたに悩む人は多いものです。

がんの治療中、不安があるのは当たり前です。医師には遠慮せず、不安や疑問を相談してください。質問をまとめておいたり、家族や友人に同席を頼んで質問を切り出してもらったりするなど、自分に合った工夫をしてもいいでしょう。

合併症で入院が長引く場合もある

手術後は合併症に注意が必要

合併症とは、手術がきっかけで起こる他の病気のことです。手術後、比較的早い時期に発症します。医療技術の進歩により、手術後の合併症の危険性は低下しましたが、ゼロではありません。

患者さんによっては、出血が続いたり、術後肺合併症や感染症にかかったりすることもあります。

とくに高齢者、体力の低下している人、喫煙者、持病のある人（高血圧、糖尿病、心臓病、腎臓病、肝臓病など）、がんが進行していた人は合併症を起こしやすいため、慎重な術後管理が必要になります。

合併症を起こすと、入院期間が長引いたり、ひとつの合併症から他の合併症を引き起こしたり、ときには命に関わる危険な病状となるケースもあるので、十分な注意がはらわれます。

できる範囲で体を動かし合併症を予防する

手術直後をのぞき、できるだけ体を動かすことが回復を早め、合併症を防ぎます。起き上がり、全身を動かせないときには、手だけ、足先だけなどを軽く動かしてみることがすすめられます（P101）。

起こりうる合併症とその対処法を知っておく

合併症を放置しないためにも、自覚症状を知っておきましょう。早期発見できれば、比較的体の負担が少ない治療で対処できます。

お腹に膿がたまる

腹腔内膿瘍

原因 縫合不全（P32）や膵液漏《すいえきろう》（P31）などがあると、消化管から漏れ出た消化液や、腹腔内にたまったリンパ液などに細菌感染が起きて膿がたまる「腹腔内膿瘍《ふくくうないのうよう》」を発症することがあります。

症状 お腹の不快感や痛み、全身のだるさ、発熱などが生じます。

対策 必要に応じ、膿を出すための再手術が必要なこともあります。

膵液漏

腹腔内に膵液が漏れ出す

原因 ある程度がんが進行している場合は胃の周辺だけでなく、膵《すい》臓《ぞう》に近いリンパ節も広く切除します。これにより、膵臓の損傷部から膵液が漏れ出す、膵液漏が生じるのです。

　胃の上部のがんに対する胃全摘術の場合、膵臓の尾部から脾臓《ひぞう》にかけてリンパ節郭清《かくせい》が行われます。がんの進み具合によっては脾臓や膵尾部を切除することもあります。膵臓周囲の完全なリンパ節郭清を行った場合は15％程度、膵尾部を切除した場合は約40％の確率で膵液漏が起こります。胃の中部から下部のみを切除する幽門側胃切除術では、膵液漏はまれにしか起こりません。

症状 強い腹痛や背部痛、発熱がみられることがあります。

対策 膵液の漏れる量がわずかなら、自然に治癒《ちゆ》します。しかし、漏れる量が多く、腹腔内に膿のたまり（膿瘍）ができた場合には、治療に時間がかかります。

　患部の持続的な洗浄を行ったり、抗生物質を投与したりする必要があります。

　症状によっては手術をし、患部に管を入れて膿のたまりを洗い出す場合があります。重症化を防ぐために、膵液の分泌や働きをおさえる薬剤が用いられることもあります。

膵臓の働きと胃の位置関係

膵臓は胃の後方に位置し、膵管を通じて十二指腸内に膵液を分泌している。

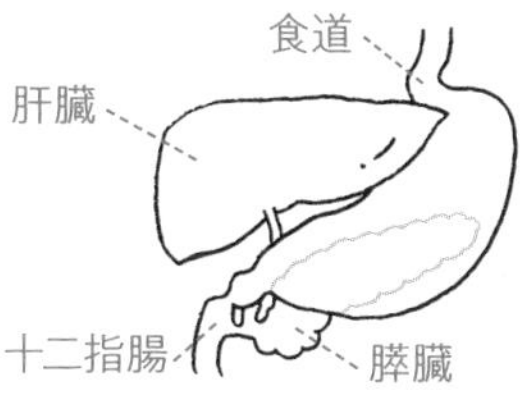

消化に欠かせない膵液

膵液中には、たんぱく質、炭水化物、脂質分解にそれぞれ働く分解酵素がふくまれ、食べ物の消化には欠かせない役割を担う。

縫合部分から消化液が漏れ出る

縫合不全

原因 胃の切除後に、縫い合わせた部分が十分につかず、消化液や食べ物が漏れ出ることを縫合不全《ほうごうふぜん》といいます。

胃全摘術では、食道と空腸の縫合部、幽門《ゆうもん》側胃切除術（P20）では胃と十二指腸または空腸との縫合部で、縫合不全が起こります。

まれに十二指腸を縫い閉じた部分や、空腸と空腸を縫い合わせた部分に生じることもあります。縫合不全の頻度は、術式によって多少異なりますが、胃がん手術の2%程度で起こるとされています。

症状 縫合不全は、手術の翌日に起こることもあれば、1週間くらい経って食事が始まったあとに生じることもあります。

発熱と腹痛が起こり、手術時に入れておいた管から消化液が出てきたり、造影剤を使ったレントゲン検査で漏れが写ったりして診断がつきます。

対策 小さな縫合不全では、絶食し様子を見ているうちに自然にふさがることが多いのですが、大きな縫合不全で腹膜炎《ふくまくえん》を併発した場合には、再手術が必要になることがあります。重症化すると、感染症や重要臓器の障害を生じ命に関わることがあります。

食べ物が通りづらくなる

吻合部狭窄

原因 胃を切除して食道や小腸などの腸管をつなぎ合わせることを吻合《ふんごう》と呼びます。この吻合部《ふんごうぶ》がむくんで狭くなることがあります。

症状 食べ物の飲みこみにくさ、通りにくさを感じます。

対策 手術後の一時的なむくみによる狭窄《きょうさく》は、数日から1週間程度の絶食で治ります。

まれに吻合部に強い炎症が起きて、かたく狭くなることがあります。この場合は、内視鏡を使って広げたりすることが必要になります（バルーン拡張）。

たんがつまり肺の機能が低下

無気肺・肺炎

原因 手術後は、麻酔薬の吸入や気管挿入などの刺激により、たんが多くなります。十分に排出できていれば問題ありません。

しかし、術後の傷の痛みのために呼吸が浅くなり、たんを出せなくなると、肺炎や無気肺などの術後肺合併症を引き起こすことがあります。

まれに重症化すると、呼吸不全を起こします。急激に症状が悪化した場合、人工呼吸器を使用します。とくに喫煙歴の長い人はたんが出やすいので注意が必要です。

●無気肺

肺の中の一部にたんがたまると、そこから先へは空気を十分に送れなくなります。すると、その部分は機能しなくなり、肺がつぶれたようになってしまいます。これを無気肺といいます。

症状 肺の機能が低下し、息切れや息苦しさを感じます。

対策 体位ドレナージ(下図参照)や、去痰《きょたん》剤などでたんを排出しやすくします。

●肺炎

一方、たんがたまったところで感染を起こすなどして、炎症が生じた状態を肺炎といいます。

予防としては、手術後早期から体を動かしたり、たまったたんを体位ドレナージ（左図参照）で排出したりすることが挙げられます。

症状 発熱、激しい咳、息切れや息苦しさ、呼吸困難がみられます。

対策 抗生物質などを用いた治療が行われます。

たんが排出しにくいときの体位ドレナージ

体位ドレナージとは、体の向きを変えることでたんを排出しやすくする方法。聴診やCT検査でたんの位置を確認し看護師の補助のもと行う。

例）たんが肺の片側にあるとき

うつ伏せに近い横むきの状態で、腰、腹の下にクッションなどを入れる。たんが肺の前方にあるときはあおむけ、後方にあるときはたんのある側を上に横むきに。

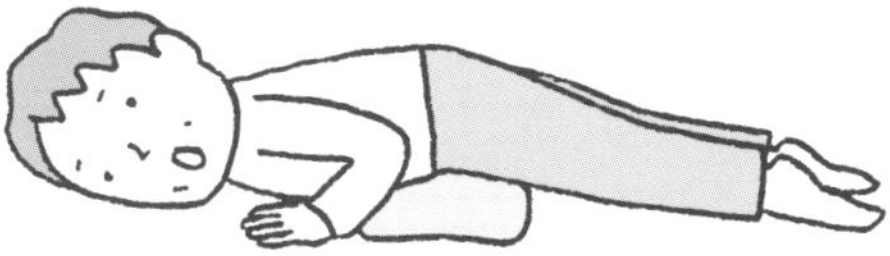

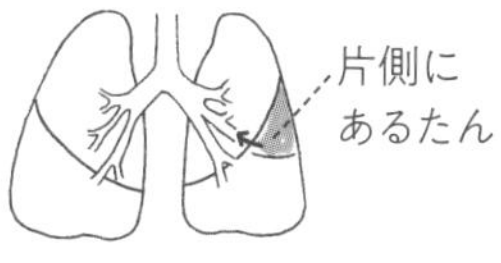

体の正面から見た肺

肺の片側にあるたんが、重力によってゆっくりと中央の気管へ移動する。

肺の血管が詰まる

肺塞栓症

原因 外科手術後に体を動かさない状態がしばらく続くと、下肢《かし》の血管（とくに深部静脈）などに血《けっ》栓《せん》（血小板や血液のかたまり）ができやすくなります。

血栓が、血流に乗って肺に入りこみ、肺の血管を詰まらせて呼吸困難を起こすことを「肺塞栓症《はいそくせんしょう》」といいます。

これは、航空機などの狭い座席に長時間座っていたときに発生する「エコノミークラス症候群」と同じ症状です。広範な塞栓が生じた場合、心不全を併発して死亡することがあります。

予防としては、術後できる範囲で体を動かすことがすすめられます。全身状態の回復にもつながります。

症状 多くの場合、息苦しさや胸の痛みを感じます。

対策 血栓溶解剤を投与して治療します。

傷口から細菌が入りこむ

創感染

原因 手術の傷から細菌が入りこむことで起こります。

症状 傷口の腫れや発赤《ほっせき》（皮膚が赤くなること）、熱感、発熱など。

手術後は、多くの患者さんに数日程度の発熱がみられます。それ以上長く高熱が続く場合は、感染症を疑います。

対策 傷の手当てをして膿を排出させる処置をしたり、抗生物質を用いたりすると改善します。

お腹にリンパ液がたまる

胸水・腹水

原因 胃がん手術のあとに、胸やお腹に水がたまることがあります。多くはリンパ節郭清《かくせい》にともなうリンパ液の貯留ですが、お腹の中の感染や炎症が原因となることがあります。

症状 胸やお腹の不快感、苦しさを感じます。

対策 胸水《きょうすい》は左側に多く、たいていは自然に消失します。多量にたまって肺を圧迫し無気肺が生じたときは、針を刺してぬきとるなどの治療が行われます。

腹水《ふくすい》も手術からの回復にともなって自然に吸収されます。まれに「乳糜《にゅうび》」といわれる白っぽいリンパ液が多量にたまってお腹がはり、管を入れて排出する必要が生じることもあります。

腸のねじれや癒着が起こる
腸閉塞（イレウス）

腸閉塞《ちょうへいそく》とは、腸管内の流れが悪くなり、消化液が滞る状態です。胃がんの手術後に起こるものには、まひ性イレウスと機械的腸閉塞の2つがあります。

まひ性イレウスは回復期など比較的早期に起こります。一方、機械的腸閉塞は手術後時間が経ってからみられ、まれに手術後何年も経ってから起こることもあります。

●まひ性イレウス

原因 手術時空気にさらされることで、腸管のまひやけいれんが起き、腸の動きが悪くなります。

症状 お腹のはり、腹痛、吐き気、嘔吐《おうと》、排ガス・排便がなくなるなどの症状が徐々にあらわれます。

対策 鼻から腸管内に管を入れて腸液を排出し、腸の動きが回復するのを待ちます。

●機械的腸閉塞

原因 手術による腸管の傷が治る過程で、腸管同士、腸管と隣接する臓器、または腸管と手術の傷が癒着し、腸が狭くなったりねじれたりします。

症状 突然強い腹痛や嘔吐が起こり、排ガス・排便がなくなってお腹がはります。

対策 最近は、手術の傷に癒着防止の吸収性フィルムを使用することが増え、手術後の腸の癒着は減少傾向にあります。

治療はまひ性イレウスと同じく、鼻から管を入れて腸液を排出し、腸の回復を待ちます。

しかし、数日待っても腸管が開通しなかったり、ねじれた腸が痛んで腹膜炎《ふくまくえん》を起こしそうな場合は、外科手術で癒着をはがしたり、痛んだ腸を切除する必要があります。

肝臓、腎臓、脳などに合併症が起きることも

他にも手術時の薬剤の影響で、肝機能や腎機能に障害が生じることがあります。

また、手術に用いられる糸や機器類によるアレルギー反応、血液中の電解質（ナトリウムやカリウム）の異常、高齢の患者さんでは、行動や思考が乱れる「錯乱」や「せん妄」などの意識障害があらわれることがあります。いずれも症状に応じた治療が行われます。

後遺症の対策を知り、よりよい暮らしを

消化・吸収にかかわる さまざまな症状が起こる

胃がんの手術直後は、消化や吸収などの働きが手術前に比べてかなり低下してしまいます。一度に食べられる量を減らしたり、消化のよいものを少しずつ食べたりする必要があります。

体調が安定してからは、注意が必要な食品のみとる量に気をつければ、何を食べてもよいとされています。しかし、手術の後遺症として、消化や吸収にかかわるさまざまな症状に注意が必要です。

胃の切除範囲で 症状は異なる

胃のどの部分を切除したのか、あるいは全部を摘出したのかなど、受けた手術の内容によってあらわれる症状は異なります。

たとえば、胃をすべて切除した場合（胃全摘術：P20）、一度にたくさん食べたり、食べるスピードが速すぎたりすると、「ダンピング症候群」（P38～）があらわれ、冷や汗や動悸《どうき》、脱力感などが起こることがあります。

胃を部分切除して胃が小さくなった場合（幽門側胃切除術：P20）、食べる量やスピードに注意しないと、すぐに胃がふくらみ、お腹が苦しくなる小胃症状（P43）が起こります。

胃の全部または一部を切除した場合、消化液の逆流が起こりやすくなります。食後に胸焼けがあらわれる逆流性食道炎（P40～）にも気をつけましょう。

後遺症の対処法を知り より快適な生活を

胃がんの手術では、胃の全部または一部を切除して食道や十二指

腸、空腸などとつなぎ合わせます。そのため、後遺症が胃だけでなく腸など周辺の臓器にみられることもあります。

たとえば、手術の影響で腸が過敏になって下痢（P43）をしたり、ガスがたまっておならが出やすくなったりします。消化吸収の変化が栄養状態の変化につながって、やせたり貧血（P42）状態を生じたり、骨粗鬆症《こつそしょうしょう》（P42）になったりすることもあります。

たとえ後遺症があっても、その対処法を知っていればより快適な暮らしができます。多くの消化や吸収にかかわる症状は、食事の量や回数、食べる速さなどに注意することで、やわらげることが可能です。退院後の生活のなかで、少しずつ取り組んでいきましょう。

他の患者さんの声も聞き後遺症と付き合っていく

後遺症によって手術前と生活が変化すると、ときには「いつまで続くのか」「なぜこんな思いをしないといけないのか」など、とまどいや不安、怒りを感じることがあるかもしれません。

そんなときは、他の患者さんの体験談を知ることもよい方法です。胃がん患者さんの会には、交流会を開催したり、情報交換サイトを運営したりするところもあります。

さまざまな人の術後の経過、後遺症のあらわれ方やその対処法を知ることで「自分だけじゃない」と心強く感じられるはずです。

後遺症ごとの症状のあらわれ方

●めまい、動悸、脱力感、冷や汗 ➡**早期ダンピング症候群**	P38~
●脱力感、倦怠感、頭痛、眠気 ➡**後期ダンピング症候群**	P40
●食後に胸焼け➡**逆流性食道炎**	P40~
●胸が苦しい➡**つかえ**	P41
●顔色が悪い、めまい、ふらつき ➡**栄養障害・貧血**	P42
●腰痛、手足の痛み、こむら返り ➡**骨障害・骨粗鬆症**	P42
●お腹が苦しい➡**小胃症状**	P43

胃がん手術後のおもな後遺症と対処法

後遺症とは、手術後体に残る症状や機能の障害のことをいいます。どんな後遺症が残るか、後遺症の程度などは、手術方式により差があります（P36）。

後遺症はこれから長く付き合うことになる症状です。それぞれの対処法を知っておきましょう。不快な症状を最小限におさえることで、手術後の暮らしも快適に送ることができます。

食べ物が一気に小腸に流れこむ
ダンピング症候群

胃がんの手術後は、十分に消化されていない食べ物が急速に小腸に流れこむため、ダンピング症候群と呼ばれるさまざまな症状が起こりやすくなります。

「ダンピング」という言葉には「墜落する」という意味があり、食べたものが胃から急速に小腸まで落ちてしまうことをあらわしています。

原因 手術前、食べたものは胃の中で撹拌《かくはん》され、少しずつ腸に送り出されていました。ところが手術後は、食べたものは十分に消化されない状態で一度に腸に流れこんでしまいます。そのため、急激な血糖値の変動や各種ホルモンの分泌が起き、冷や汗や動悸、全身倦怠感などの症状が起こります。

ダンピング症候群は、個人差はありますが、胃全摘術（P20）を受けた場合に起こりやすく、幽門を残す幽門保存胃切除術（P21）では発生頻度が低いといわれています。具体的な症状やあらわれる頻度は、手術の範囲や方法によって異なります。

食事中から食後30分以内に起こる「早期ダンピング症候群」と、食後2～3時間経ってから起こる「後期ダンピング症候群」に大別されます。どちらのタイプなのか区別がつかない場合もあります。

それぞれのタイプにあらわれやすい症状と、対処法は次のとおりです。

●早期ダンピング症候群

症状 食べ物が十分に消化されないまま一度に小腸に入ると、小腸壁が急に引き伸ばされます。同時に、セロトニンなどの神経伝達物質や消化管ホルモンの分泌も促されます。消化が進むために、血液が小腸の毛細血管に集まってきます。これにより、全身の血液が不足しがちになり、急激な血圧低下やめまい、動悸、脱力感、冷や汗などの全身症状があらわれます。

　また、毛細血管内の血液とともに、腸液や腸管内へ水分が移動し、腹部の膨満感や腹痛、腹鳴《ふくめい》（お腹が鳴ること）などの症状が起こります。小腸で消化しきれなかった食べ物は、吸収されずに通過し、下痢を引き起こすこともあります。

対策 手術後は、①ゆっくりよく噛んで食べる、②少しずつ食べる、③1日3食にこだわらず、少量の食事を1日5~6回とる、という3つの食べ方を基本とします。これらはダンピング症候群の予防にも役立ちます。

　また、唾液には消化作用がある

ダンピング症候群による体の変化

＼食後30分以内／

早期ダンピング症候群

消化のため血液が小腸の毛細血管に集まり、全身の血液が不足して、めまい、動悸、脱力感、冷や汗などの全身症状があらわれる。

術後は、未消化の食べ物が小腸に急速に流れこむ「ダンピング」が起こりやすい。さまざまな不快な症状があらわれる。

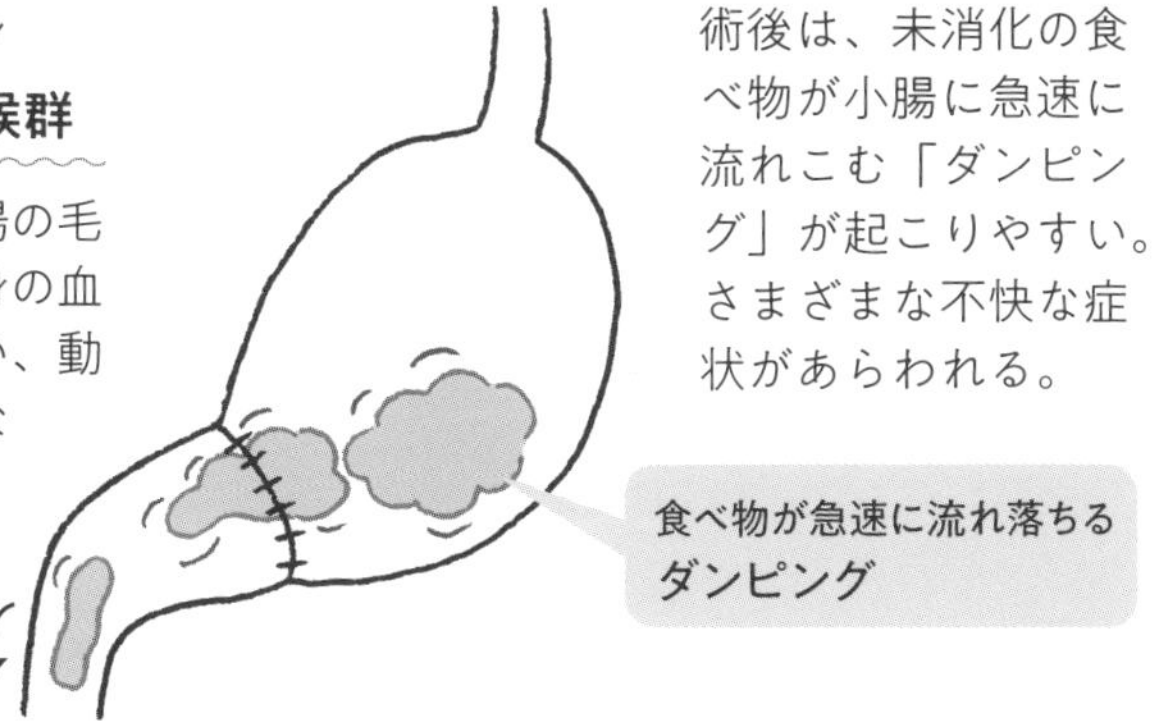

［胃切除前後での食後の血糖値の変化の違い］

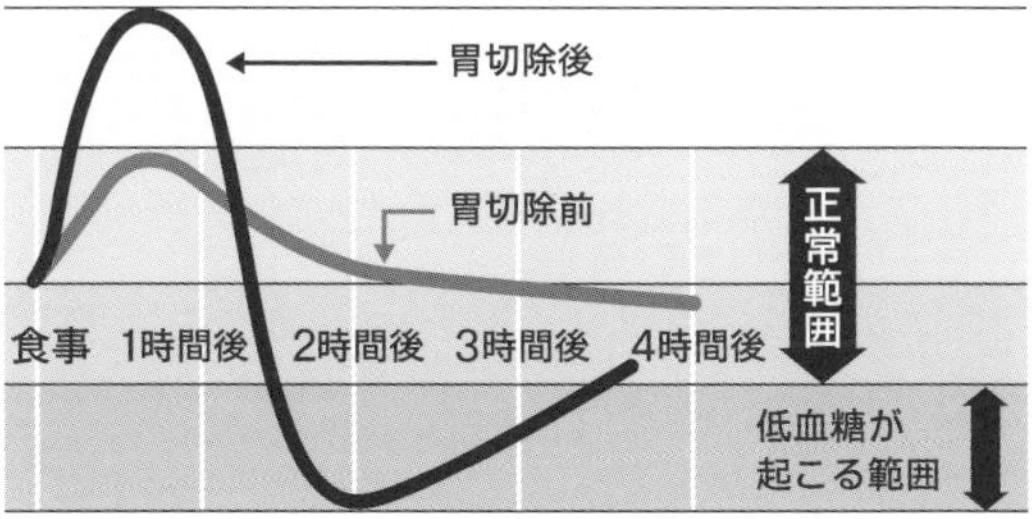

＼食後2～3時間／

後期ダンピング症候群

急激な血糖値の上昇に対し、インスリンが大量に分泌され、低血糖状態に。脱力感や倦怠感、頭痛、眠気などの症状が起こる。

ので一口数十回以上を目安によく噛むことで、食べたものを消化しやすくなります。飲みこむときも少しずつ飲みこむように意識し、一度にたくさんの食物が小腸に流れこまないように調節します。食事中の水分摂取量も少なめにします。

その他、具体的な食事の工夫については、第3章（P70〜）を参考にしてください。

●後期ダンピング症候群

症状 食事をとると、小腸からブドウ糖が吸収され、血糖値が上昇します。

血糖値の変化に応じ、血糖値を下げるホルモン「インスリン」が分泌されるため、本来血糖値は、常に一定の範囲内に収まるように調整されています。

手術前は、食物がゆっくりと小腸に流れこむため、血糖値の上昇もゆるやか。しかし、胃切除後は食物が急に小腸に流れこむため、血糖値が急激に上昇します（P39）。

これを下げるために、インスリンが大量に分泌されるため、低血糖状態となり、脱力感や倦怠感、頭痛、眠気などの全身症状が起こります。食後2〜3時間で症状があらわれ、低血糖がひどい場合は意識を失うこともあります。

対策 ゆっくり食事をして急激な高血糖をおさえることで、反応性の低血糖をおさえることができます。また、食後2時間を目安に、軽い間食やおやつをとって、低血糖を予防することもよい方法です。

低血糖が起こったら、キャンディや氷砂糖、甘い飲み物などをとることで症状がおさまります。外出時にはこれらを常に携帯しておくと安心です。

消化液がせりあがる

逆流性食道炎

原因 胃の入り口（噴門《ふんもん》）や出口（幽門《ゆうもん》）を手術で切除することで、逆流防止機能が損なわれます。酸性の胃液や、胆汁や膵液など刺激の強いアルカリ性の十二指腸液が逆流し、不快な症状が起こります。胃全摘術（P20）や噴門側胃切除術（P21）を受けたあとに多くみられます。

症状 食後のむかつき、胸焼け、のどや胸の焼けつくような痛みなどが起こります。食後や就寝中に苦みのある液や酸っぱい液がこみ上げてきて気分が悪くなったり、食道の粘膜に炎症やむくみ、潰瘍《かいよう》ができたりすることもあります。

対策 食道の粘膜を保護し、胃酸を中和する薬剤などを服用します。

胃酸が逆流する場合はＨ２ブロッカー、プロトンポンプ阻害剤、制酸薬など、アルカリ性の逆流に対しては、膵たんぱく分解酵素阻害剤などが用いられます。就寝時の逆流予防は、枕の高さの調節が効果的です（P77）。

薬剤で改善せず、長期間強い症状が続く場合は、まれに逆流を防ぐ再建法に変更する再手術が行われることもあります。

つかえ

食べ物が通りづらくなる

原因 胃の入口（噴門）は、胃液の逆流を防ぐほか、食べ物がスムーズに胃へ流れこむようにする働きがあります。胃全摘術や噴門側胃切除術では、この噴門が切除されて、食道が直接小腸や胃に吻合されます。食物を運ぶための食道の動きと、受けとる側の小腸や胃の動きがぎくしゃくすると、食べ物がつかえることがあります。

症状 胸が苦しく、食事が進みにくくなります。

対策 よく噛んでから少しずつ飲みこみます。最初に、のどを通りやすいとろみのあるものを食べると、つかえを緩和できることもあります。上半身を反らすなど、姿勢の工夫で楽になる人もいます。

吻合部狭窄《ふんごうぶきょうさく》（P32）をきたしている場合は、医師によりバルーンによる拡張（狭窄部に風船のような器具を挿入して広げる処置）が検討されることがあります。

先生、教えて

Q&A

合併症と後遺症の違いは？

合併症は、手術にともない、比較的早い時期に発症する症状です。適切な対処をし、治癒《ちゆ》をめざします。これに対して後遺症は、手術から回復した後も、比較的長期間にわたってあらわれる可能性があります。

手術で胃を切り取ったあとは、少なからず胃の機能喪失が避けられません。日常生活のなかで、後遺症と上手に付き合っていくことが大切です。

栄養障害・貧血

腸の栄養吸収力の低下が原因

原因 胃の手術後は、胃の消化力が低下し、腸で栄養が吸収されにくくなるため、体重が減ったり、栄養が不足したりします。とくに鉄分の吸収力が低下すると、貧血が起こります。また、胃全摘術（P20）を受けた場合はカルシウムやビタミンB12の吸収も低下します。

症状 顔色が悪くなり、めまいやふらつきがあらわれることもあります。

対策 胃全摘術を受けると、ビタミンB12はほとんど吸収できなくなるので、注射で補う必要があります。貧血予防にはレバーやほうれんそうなど、鉄分を多くふくむ食品をとることがすすめられます。

食事で十分に栄養をとれない場合は、腸で吸収されやすい市販の栄養補助食品や高カロリー流動栄養剤などを医師に処方してもらいます。

骨障害・骨粗鬆症

手術後はカルシウムの吸収が低下

原因 骨を形成するカルシウムは、胃酸によりイオン化されて小腸で吸収されます。したがって、胃の手術後は吸収が損なわれることがあります。

血液中のカルシウム不足を補うために、もともと骨中に備わっているカルシウムが溶け出します。手術から数年以上経過すると、多くの患者さんに骨量の低下がみられるようになります。とくに閉経後の女性は、骨量の低下によって骨粗鬆症になりやすいので注意が必要です。予防として、小魚や乳製品など、カルシウムを多くふくむ食品をとりましょう。

症状 腰痛や手足の痛み、こむら返りなどの症状があらわれやすくなります。骨量が低下し、骨粗鬆症が進むと、腰椎《ようつい》の圧迫骨折や大《だい》腿骨頸部《たいこつけいぶ》骨折などを起こす危険性が高くなります。

対策 骨の融解を食い止めるビスホスホネート製剤が処方されることがあります。ただし、ビスホスホネート製剤は腸からの吸収が悪く、食べたものと結合しやすいので、飲み方に注意が必要です。1日1回、起床時にコップ一杯の水とともに飲み、食事や他の薬の服用は避け、服用後30分は横にならないようにします。

お腹がふくらんで苦しくなる

小胃症状

原因 胃の一部または大部分を切除して、胃が小さくなったために起こります。

症状 食べる量やスピードに注意しないと、すぐに胃がふくらみ、お腹が苦しくなります。胃の動きや消化の働きも低下します。

対策 時間をかけて食事をとるようにし（P74～）、食べ物が胃にたまるのを防ぎます。

胆嚢の炎症・結石が起こる

胃手術後胆石症

原因 胃の手術後は、胆嚢《たんのう》の動きが悪くなって胆嚢炎を起こしたり、胆嚢内に結石《けっせき》（胆石）ができたりすることがあります。

症状 胆石ができても、ほとんどの場合は無症状で、特別な治療は必要ありませんが、まれに急性胆嚢炎を起こすことがあります。右の上腹部から右肩の方へと差しこむような痛みが起こり、重症の場合は黄疸や発熱、吐き気をともないます。

対策 症状が強い場合、治療が必要です。胃がんの手術では、後遺症の予防としてあらかじめ胆嚢を切除することもあります。

胆嚢は、肝臓でつくられる胆汁をためたり濃縮したりする役割を担う臓器です。十二指腸につながっていて、十二指腸内に胆汁を放出し、脂肪の消化や吸収を助けます。胆嚢は胆汁をつくっているわけではないので、切除しても障害はありません。

腸の働きが低下したことで起こる

おなら・下痢・便秘

原因 胃の消化機能が低下し、腸に負担がかかることで起こります。

症状 ガスがたまってお腹のはりを感じたり、おならが出やすくなったりします。また、胃や腸での消化や吸収が不十分だと便がゆるくなり、下痢を引き起こします。腸の機能が低下し動きが鈍くなると、便秘ぎみになります。

対策 多くは、食事内容に注意することで改善します（P78～）。下痢が続く場合は、医師に整腸剤や下痢止めを処方してもらい症状を緩和するとともに、脱水症状の防止を心がけます。便秘の場合も食事内容に注意し、緩下剤の処方を受けましょう（P104～）。

退院前に、日常生活の不安を解消しておく

ソーシャルワーカーに退院後の不安を相談

がんの治療や療養中にはさまざまな不安や悩みがつきものです。そのようなときは、一人で抱えこまず、「医療ソーシャルワーカー（MSW＝メディカルソーシャルワーカー）」を頼りましょう。

医療ソーシャルワーカーは、病気の治療・療養中の患者さんや家族が抱える、さまざまな問題の相談にのる専門スタッフです。「医療ケースワーカー」と呼ばれることもあります。

利用できる施設・制度の情報提供や、経済的・社会的問題の解決など、業務の幅が広く、他機関との連携も行っています。病気の治療・療養に関する問題であれば、なんでも相談してみてください。

ときには、カウンセリング的役割を担うこともあり、家族や周囲の人が相談することもできます。

対面相談をする場合は予約を

一般に、医療ソーシャルワーカーの多くは、総合病院やがん診療連携拠点病院（P118）などの「医療相談室」「がん相談支援センター」などに常駐していますが、人数はそれほど多くありません。

対面でゆっくり相談したい場合は、相談日時を予約しておくのがおすすめです。電話やメールでの相談に応じているところもあります。どちらにしても、あらかじめ相談内容を整理しておくと、適切なアドバイスが受けやすくなるでしょう。

受診中の医療機関に医療ソーシャルワーカーが常駐していない場合は、最寄りの保健所や福祉事務所などで紹介してもらえます。

患者さんの不安を解消する医療ソーシャルワーカーの役割5つ

介護サービスなどを活用したい

役割 1 **退院支援**

退院後、介護や在宅医療が必要になることも。その際、利用できるサービスや施設、制度の情報を収集・整理し説明。選定・利用の支援まで行う。

医療費が心配……

役割 2 **経済的問題の解消・調整援助**

医療費や生活費の面で患者さんがお金の不安を抱えている場合、院外の機関と連携し、活用できる福祉制度や保険を紹介。

治療を受けながら働ける？

役割 3 **社会復帰援助**

術後補助化学療法（P48～）を受ける患者さんなどに対し、仕事・学業と治療との両立が円滑に進むよう、患者さんの職場や学校と調整を行う。

自分に合う治療の受け方は？

役割 4 **受診・受療援助**

「本人が受診を拒否する」「家庭状況で入院できない」など受診・受療中の不安があれば、患者さんに適した医療の受け方や病院・診療所の情報を提供する。

落ちこみ何もやる気が起きない

役割 5 **療養中の心理的・社会的問題の解決・調整援助**

「宣告を受けとめきれない」「つらくて治療に専念できない」などの療養中の不安を、多様な社会資源を活用し支援する。

地域の保険医療福祉システムづくりにも貢献

患者さんのニーズにあったサービスが地域で提供されるよう、関係機関と連携して保険医療福祉システムづくりにも関わる。他に、地域の患者会、家族会、ボランティア等の育成・支援なども行う。

コラム

治療と仕事の両立支援がすすむ。制度を利用し、無理せず職場復帰を

●痛みが引いたら復帰準備をしてもよい

手術のタイプ、その内容と術後の症状、体力の回復具合などにより、復帰までの期間には1～数か月と個人差があります。あせらずに復帰の時期を判断します。

退院後、自宅療養を経て徐々に傷の痛みがなくなってきたら、実際に職場の近くまで行くなどして、通勤の予行演習をするのもいいでしょう。

●職場復帰支援プランを作成してもらう

職場に復帰する目途がついたら、上司や人事部・総務部などの担当者に早めに状況を知らせておきましょう。

厚生労働省が定める『事業場における治療と仕事の両立支援のためのガイドライン』では、患者さんが職場復帰する際の手続きが示されています。

①自らの仕事に関する情報について、患者さんが「**勤務情報提供書**」などを作成し、主治医に提出する。

②症状や治療の状況、退院後／通院治療中の就業継続の可否に関する意見などを記載した「**主治医意見書**」などを主治医から受け、事業者に提出する。

③患者さんが職場復帰するまでのスケジュール、具体的な勤務時間、配慮の内容及び実施期間などを策定した「**職場復帰支援プラン**」を事業者が作成する。

●時短勤務やテレワークを利用しよう

がんで通院しながら、仕事をしている患者さんの数は、およそ32・5万人といわれています。

多くの人が短時間勤務制度（**時短勤務**）などを利用し、働いています。また、在宅勤務制度（**テレワーク**）が利用できるなら、自宅で仕事をすることも可能です。

病気を抱えて生活する人が増加するなか、治療と仕事の両立を支援する制度を利用しスムーズな職場復帰をかなえましょう。

第2章

手術後の補助化学療法について

術後の抗がん剤治療で再発を防ぐ

術後の再発防止のため 術後補助化学療法を行う

胃がんの根治療法は、手術による切除が基本です。

しかし、手術でがんをすべて切除しても、肉眼では見えない微小ながん細胞が体内のどこかに残っていて、それが増殖すれば再発を引き起こします。

とくに胃壁への浸潤が高度であったり、周辺リンパ節への転移がみられたりする場合は、再発の可能性が高まります。

そのようなリスクに備えて行われるのが、胃がんの手術後に抗がん剤でがん細胞を退治する術後補助化学療法です。手術でとり残した可能性のある、目に見えないがん細胞の増殖をおさえることが目的です。対象となるのは、病期（ステージ：P135）がⅡ～Ⅲ期の進行がんです。再発のリスクが低いⅠ期の早期がんの場合は、基本的に対象とはなりません。

抗がん剤S-1により 生存率が向上

手術後の再発予防では、S-1（テガフール・ギメラシル・オテラシルカリウム）という抗がん剤（内服薬）がよく使われます。

この薬は日本で開発された抗がん剤で、2010年に発表されたガイドラインでは、S-1による術後補助化学療法が標準治療として推奨されています。

S-1は、3つの成分を配合した薬です。ひとつめは、体内でフルオロウラシルに変換されてがん細胞を破壊するテガフール。2つめは、フルオロウラシルの働きを持続させるギメラシル。そして3つめは、フルオロウラシルで問題となる消化器系の副作用を軽減するオテラシルカリウムです。フルオロウラシルはさまざまながんに効果を発揮する抗がん剤で、胃がんでの治療でも標準的に用いられる薬剤です。

　以前は、胃がんは抗がん剤の効きにくいがんとされ、手術後再発予防を目的とした抗がん剤治療はエビデンス（科学的根拠）に乏しいとされてきました。

　しかし、2006年に日本で発表された「ACTS-GC」と呼ばれる臨床試験の結果、S-1を術後1年間服用した場合、手術単独の場合よりも生存率が明らかに高いことが証明され、その後標準治療となりました。

　今日では、手術後ステージⅡの患者さんには、S-1単独治療が推奨されています。

ステージⅢの胃がんには ドセタキセルをプラス

ステージⅢの胃がんの場合、S-1のみによる術後補助化学療法は、ステージⅡに比べると有効性が低く、さらなる改良が必要だと考えられていました。

　そこで、日本人を対象に行われたのが「JACCRO GC-07」という臨床試験です。

　ステージⅢの胃がんで手術を受

術後補助化学療法の効果

〈ACTS-GC試験による生存率の比較〉

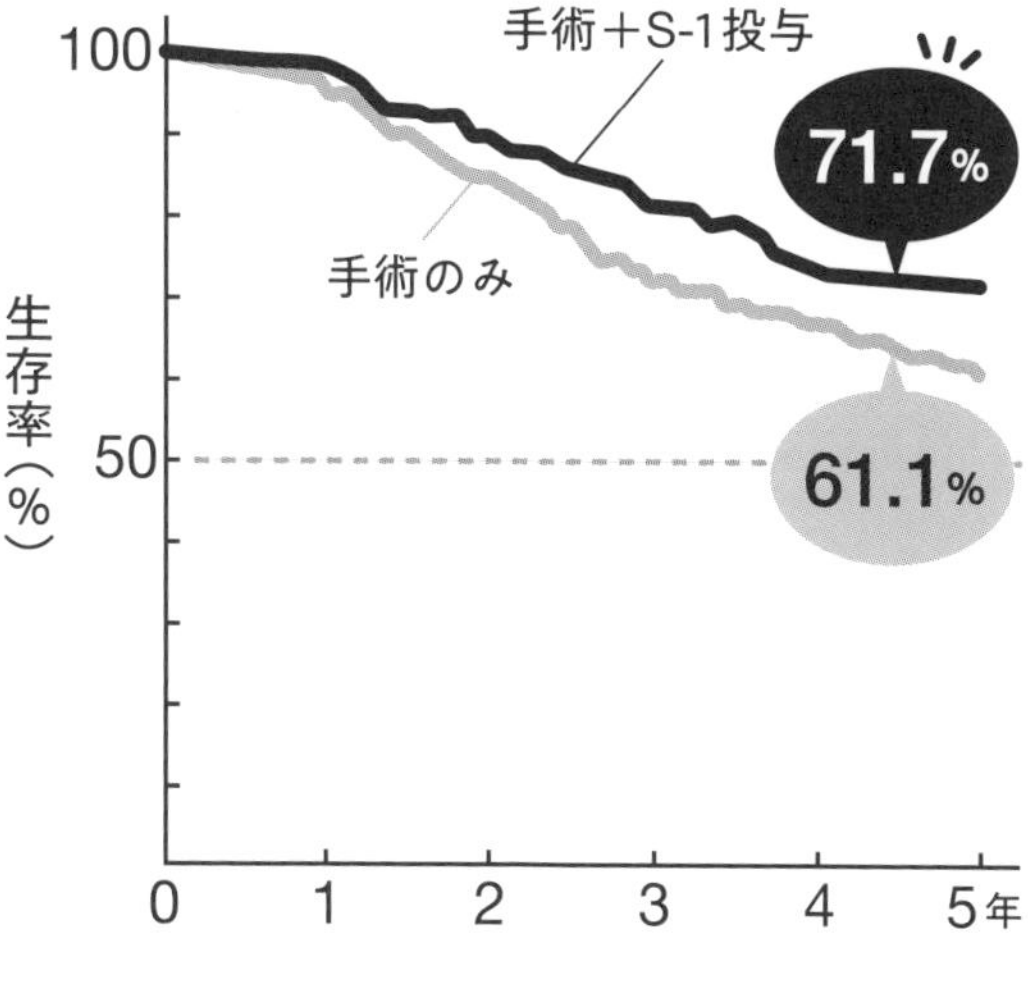

胃がんステージⅡ～Ⅲの患者さんが対象。手術だけで経過を見たグループ、手術＋抗がん剤S-1で経過を見たグループでは、後者のほうが5年生存率（P134）が約10%高かった。

出典　Sasako M. et al., J Clin Oncol, 2011; 29(33): 4387-4393

けた患者さんを、S-1単独の術後補助化学療法を行うグループと、S-1とドセタキセルを併用した術後補助化学療法を行うグループに無作為に分けて、再発なしの生存期間を比較しました。

　すると、S-1単独のグループの3年無再発生存率が50％だったのに対し、S-1とドセタキセルを併用したグループでは66％と高い数値を示し、併用療法の有効性が明らかになりました。

　この臨床試験の報告を受けて、胃がん治療ガイドラインにおいても、ステージⅢの胃がんに対する術後補助化学療法は「S-1＋ドセタキセル」が標準治療となっています。

　ドセタキセルは、イチイ科の植物にふくまれる成分を原料としてつくられる抗がん剤で、がん細胞の増殖をおさえる働きがあります。

　おもな副作用として「脱毛」がありますが、治療終了後は回復します。抗がん剤のなかでは比較的、副作用が軽いものとされており、外来で治療が可能です。1時間以上かけて、点滴で投与するのが一般的です。

　その他には、カペシタビンとオキサリプラチンという2種類の抗がん剤治療が選択されることもあります。

個人の状態や希望により薬を選択する

　抗がん剤は、患者さん一人ひとりの病状や体調、人生観によって推奨される薬が変わることもあります。

　たとえばオキサリプラチンという抗がん剤が使われることもあります。日本で開発された抗がん剤で、シスプラチンと同じく「白金製剤」という種類に分類されています。

　オキサリプラチンのおもな副作用は「しびれ」で、治療終了後も数年以上持続することがあります。脱毛は起こらないので「髪の毛がぬけるのが絶対にいやだ」というステージⅢの患者さんには、ドセタキセルの代わりにオキサリプラチンを選択することもあります。

　逆に、細かい手作業をする人で、しびれは困るという人は、しびれの程度がより低いドセタキセルのほうが向くでしょう。

　さらに、高齢の患者さんで複数の抗がん剤治療に耐えうる体力がない場合は、S-1単独で行う場合もあります。

抗がん剤治療を手術前に行う場合も

優れた検診制度のある日本では、まだ早期の段階でがんが見つかることが多く、化学療法が不要なケースが少なくありません。そのため、術後にがんがきちんととり切れたか、転移はないかを詳しく調べたうえで、必要であれば、術後補助化学療法を行うのが基本です。

一方、欧米では、進行した段階で見つかることがほとんどなので、治療は「手術＋化学療法」が一般的です。化学療法を必ず行うのであれば、体力のあるうちがよいという考え方から、術前化学療法が主流となっています。

最近は日本でも、治癒《ちゆ》率が低いⅢ～Ⅳ期の胃がんには、体力に余裕がある術前に抗がん剤治療を行うことが検討されています。副作用も多くみられますが、より高いがん病巣の縮小効果が望めます。

現在、術前補助化学療法と術後補助化学療法のどちらがよいのかを比べる比較試験が進められています。いずれは、症例ごとに、化学療法を実施する時期を判断できるようになるかもしれません。

先生、教えて

Q&A

抗がん剤治療は避けられない？

手術後、再発予防のための抗がん剤治療がすすめられるのは、再発率の高い胃がんステージⅡ～Ⅲの患者さんのみです。

手術単独よりも、再発の可能性が下がり、生存率が上がります。

抗がん剤治療を受けないということは、5年後に生きている可能性が10％以上下がることを意味します（P49）。

そのため、治療の目的や効果を理解し、副作用などのリスクにも納得できれば、治療を受けることをすすめます。

しかし、効果と副作用のバランスを熟慮し、受けないという選択をする患者さんもいます。よく話し合ったうえで、慎重に決定してください。

1年間の治療継続が寛解へのカギ

術後の体力回復を待ち治療スタート

S-1による術後補助化学療法は、患者さんが手術後の体調不良から通院可能なレベルに回復したうえで始められます。再発予防効果を考えると、術後6週間ころからの開始がすすめられます。

治療スケジュールは、S-1を4週間服用したあと、2週間休薬するのが基本です。この6週間を1サイクルとして、手術後1年間治療を続けます。

服用回数は朝・夕食後の1日2回で、服用量は患者さんの体格に合わせて医師が決めます。なお、S-1にはカプセル剤と顆粒剤、舌下除徐放剤があります。

副作用が強いときは服薬期間や服用量を調整

S-1では、消化器系の副作用がよくみられます。このうち吐き気・嘔吐《おうと》に対しては、近年効果の高い制吐剤《せいとざい》が登場しています。よほど症状が強い場合を除けば、通常のサイクルで治療継続が可能です。

ただし、S-1には、手術と併用した場合、そうでない場合よりも

化学療法を受けるときの注意点

- 起こりうる副作用とその対処法をあらかじめ理解しておく
- 骨髄抑制など、自覚できない副作用をチェックするためにも、必ず定期検査を受ける
- 十分な睡眠をとり、体調管理に注意する
- 副作用が強く出るため、2回分を一度に飲まない

副作用が強くなりがちという特徴があります。副作用が強くあらわれて、通常のサイクルによる治療が難しい場合には、一般的な6週間サイクルを3週間サイクルに変更したり、服用量を減らしたりなどして対処します。

「再発を予防する」強い意志で治療を継続

術後の補助化学療法は、画像検査などでも見つけられない微小ながん細胞を退治するためのものです。それだけに、一般の化学療法のように、検査で治療の効果を実感することができません。治療が効いているのかどうかわからないまま、副作用に耐え1年間も服用し続けることは、ある程度の体力と、がんと闘う強い意志が患者さ

S-1による治療サイクル

1週目 → 2週目 → 3週目 → 4週目 → 5週目 → 6週目 × 1年間

服薬（1週目〜4週目） 休薬（5週目〜6週目）

S-1を1日2回服用

S-1を1日2回、4週間服用したあとに、2週間休薬する。この6週間サイクルを手術後1年間続ける。

〈ステージIIIの場合〉

1日目にドセタキセルを点滴

1週目 → 2週目 → 3週目 × 1年間

服薬（1週目〜2週目） 休薬（3週目）

S-1を1日2回服用

ステージIIIの場合、3〜6か月間、3週間に一度ドセタキセル（P49〜）を点滴する。

こんなときは要注意！

薬の服用を休止し、おさまらない場合は主治医に連絡する。

- 38℃以上の高熱
- 1日4回以上の下痢の増加
- ひどい口内炎・吐き気で食事がとれない

んに求められることになります。

　抗がん剤治療は、患者さんにとって楽なことではないかもしれません。しかし、再発を予防するためには、有効な手立てです。実際、S-1の有効性を証明した大規模な臨床試験でも、計画どおり治療を完遂した人はもちろん、途中、休薬や減薬をしながらでも、当初計画された総量の70%以上を服用した人は、そうでない人に比べ治療成績がよい傾向がありました。

　また、S-1を1年間服用した人と6か月服用した人の比較試験では、1年間服用したほうが治療成績が高いこともわかっています。

　術後補助化学療法の目的は、再発の予防にあります。何のためにこの治療をしているのかを十分に認識し、積極的に治療を続けるこ

服薬記録のつけ方

服薬の有無や体調を記録。副作用の早期発見や、
医師が治療計画をたてる際に役立つ。

ポイント ▶ **薬を投与・服薬したらチェック**

抗がん剤を点滴した日は必ず記録。のみ薬は、一回分の薬を小分けにしておき（P117）、のんだらチェックする。

日付		4/1				4/2			
服薬記録	点滴	○							
	のみ薬	朝	昼	夜	寝る前	朝	昼	夜	寝る前
		✔	✔	✔	✔	✔	✔	✔	✔
体調の変化		少し吐き気がある。横になると楽になる。体温36.7℃				下痢ほどではないが、やわらかい便が出た（朝9時ごろ）。			

ポイント ▶ **その日の体調を記録**

体調に変化があれば、時間帯とともに記録する。体重や体温を計ったときはメモしておく。

とが大切です。

また、近年は抗がん剤の副作用をおさえる支持療法も発達しています。吐き気など、薬でおさえられる副作用も多くなっているので、つらいときは医師に相談してみるといいでしょう。

地域連携クリティカルパスで かかりつけ医と連携を

術後補助化学療法を適切に進めるための方法として注目されているのが、厚生労働省も導入をすすめる「**地域連携クリティカルパス（連携パス）**」です。

これはがん診療連携拠点病院（P118）などの中核病院と地域の開業医などが、その患者さんの診療に関する情報（治療内容、スケジュール、各医療機関の役割分担など）を共有する、いわば共通カルテのようなものです。

専門的な技術や設備が必要な検査・治療はがん専門病院が担当し、一般的な診察や血液検査による経過観察などは地域の開業医が受けもちます。患者さんが受けたすべての治療、体調の変動などは、連携パスに書きこまれるので、どこの医療機関を受診したとしても必要な治療が適切に受けられます。

これにより、患者さんはわざわざ専門病院まで出向く必要がなくなります。また、胃がんの専門医が診療にあたる専門病院と違い、地元の医療機関なら、高血圧など一般的な疾患も同時に診てもらえたり、日常的に服用している薬と抗がん剤ののみ合わせも見てもらったりできます。

先生、教えて

Q&A

持病があっても治療を受けられる？

もともと肝臓や腎臓の機能が弱いと、抗がん剤の副作用が強まってしまうことがあります。また、持病のコントロールが不十分で、全身状態や栄養状態が悪いと、かえって病状を悪化させてしまうことがあります。

このような場合には、抗がん剤の量を減らしたり、投与の期間をあけたりするなど、治療方法について医師と十分に話し合うことが重要です。

適切な対策を行い、副作用を乗りこえる

抗がん剤が、細胞を攻撃し副作用が起こる

多くの抗がん剤は、がん細胞のDNAを傷つけることでがん細胞の増殖をおさえます。胃がんで用いられるS-1も、そのひとつです。

がん細胞には、正常な細胞よりも細胞分裂が活発だという特徴があります。抗がん剤は、細胞分裂の過程でDNAを破壊するので、がん細胞は正常な細胞よりも抗がん剤の作用を強く受けることになります。

ただ問題なのは、正常な細胞のなかにも細胞分裂が盛んなものがあるということです。胃腸などの粘膜や造血組織（骨髄）、毛根などの細胞は、他の細胞よりも細胞分裂が活発なため、どうしても抗がん剤の作用を受けてしまいます。抗がん剤の副作用の多くは、そのために起こるものです。もちろん分裂速度の遅い細胞でも、抗がん剤によるダメージを受けることがあります。

しかし、近年は以前より副作用が軽くすむようになっています。

とくに、胃がんの抗がん剤による副作用は、自宅で対処できるレベルですむことがほとんどです。入院は不要で、外来通院治療が行われます。

それでも、何らかの副作用は避けられないのが実情です。副作用はゼロにはできませんが、軽度でおさまるように医師が調節します。

副作用を正しく理解し異変には適切な対応を

一般に、抗がん剤の副作用は、他の薬に比べて強く、ときには生命の危険をまねくこともあります。それだけに化学療法を受けるにあたり、多くの人は副作用を心配し

ます。

　しかし、前述のとおり、現在は副作用への対処法も進歩していて、適切な治療を行えば恐れる必要はなくなっています。副作用が起こらないのが最善ですが、副作用を心配するあまり必要な治療を避けてしまっては再発のリスクを高め、本末転倒になってしまいます。

　どのような副作用が起こるかには個人差があります。使用する抗がん剤によってある程度は絞りこめます。事前に担当医の説明をよく聞き、日常生活に支障が出るほどの場合には、次回の検診の予約を待たずに主治医に連絡することが大切です。

　胃がんの術後補助化学療法で用いられるS-1による、頻度の高い副作用には、吐き気などの消化器症状、貧血などの骨髄抑制がみられます。

　その他、口内炎・脱毛など人によっていろいろな副作用が起こります。再発・転移が起きた場合に使われる抗がん剤（P156～）とあわせて、おもな副作用について説明します。

CASE 1 吐き気・嘔吐

　抗がん剤の副作用としては、最もよく知られるもののひとつです。抗がん剤が脳の嘔吐《おうと》中枢などを刺激したり、食道や胃の粘膜を傷つけるために起こると考えられています。

　なかでも、S-1が属するフルオロウラシル（フッ化ピリミジン）系の薬で起こりやすいことが知ら

治療経過ごとにあらわれやすい副作用

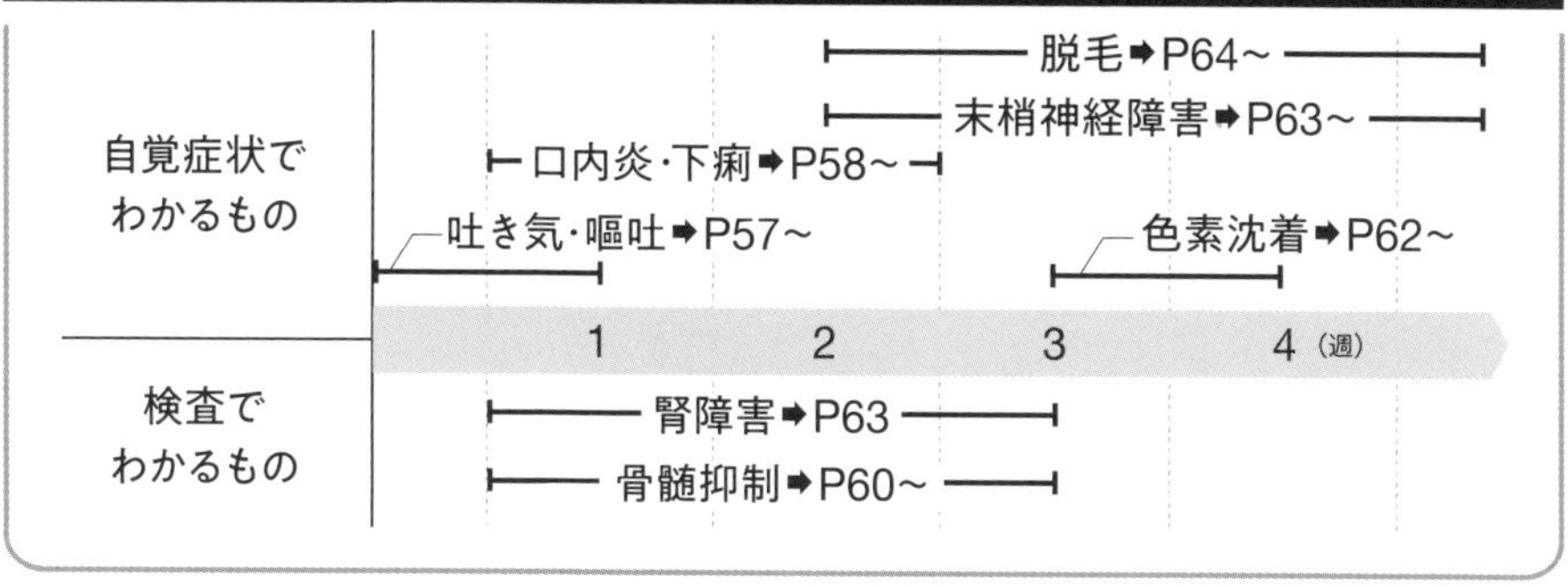

れています。

ただしS-1は、抗がん剤のなかでは吐き気・嘔吐《おうと》の程度や頻度が少ない部類に属します。

精神状態に影響されやすく、「抗がん剤を使うと吐き気や嘔吐が起こる」という先入観や「また起きるのではないか」という不安などがあると、症状が重く、また長引くことがあります。

吐き気・嘔吐が起こるのは服用開始日から1週間程度の間が多く、一般に、日常生活が困難となるほどのことは少ないです。そのことを理解したうえで、精神的にリラックスすることが大切です。

対策 吐き気・嘔吐に対する治療は、薬物療法が中心になります。点滴抗がん剤を使う場合は、まずメトクロプラミド、ドンペリドンなどの投与を行います。セロトニン受容体拮抗薬《きっこうやく》やステロイド剤が併用されることもあります。精神的要因によって起こる場合には、抗不安薬が用いられます。

なお、人によっては、花や食べ物などのにおい、トイレや汚物の臭気などが誘因となって症状が起こることがあります。不快になる誘因をとりのぞき、部屋を清潔に保つように心がけましょう。

また、吐いてしまった場合は、すぐに冷たい水でうがいをし、氷を口にふくむとさっぱりします。

CASE 2 下痢

吐き気・嘔吐とともに、フルオロウラシル系の薬に多い副作用のひとつです。

S-1の場合は、服用開始から2週間を過ぎたころからみられることが多いようです。

下痢が重症化すると、脱水による腎不全を引き起こし、生命にかかわることもあります。1日10回以上の強い下痢が起こる、下痢が3日以上続くといった場合には、S-1内服は中断し、主治医に連絡してください。

また、胃がんが再発したときに用いられることのある、イリノテカンでも、激しい下痢を起こす場合があります。

イリノテカンによる下痢には、2つのタイプがあります。ひとつは早発性（コリン作動性）下痢と呼ばれるものです。薬の作用で交感神経と副交感神経のバランスがくずれるために起こり、服用開始から24時間以内に起こります。

もうひとつは遅発性下痢で、薬によって腸の粘膜が傷つけられるために起こり、服用開始から24時間以上経ってからみられます。

対策 治療には通常、下痢止めや整腸剤などが用いられます。また、前述のように、重症化して脱水が起こると、腎不全の危険があるので、白湯や温かいお茶、常温のスポーツドリンクなどをこまめに飲み、水分を十分に補給することが大切です。反対に、冷たいビールや、牛乳は避けましょう。症状が重い場合には、入院し点滴治療が必要です。

また、精神的ストレスも腸の蠕《ぜん》動《どう》運動を促して下痢をまねきやすいので注意します。心身ともに安静を保つことが、下痢を防ぐための大切なポイントです。

なお、腹部を温めると、腸の蠕動運動がしずまるだけでなく、腹痛の緩和にも役立ちます。

食生活の面では、温かく、栄養価の高いもの、消化吸収のよいものを心がけてください。

下痢の対処法について、詳しくは4章Ｐ104〜を参照してください。

CASE 3 口内炎

口腔内を覆う粘膜は細胞分裂が盛んなため、抗がん剤によるダメ

先生、教えて Q&A

副作用をおさえる方法はない？

せっかく抗がん剤を使っても、副作用のために薬の減量や中止を検討しなければならないこともあります。患者さんの苦痛を減らし、抗がん剤の効果を最大限に引き出すために、副作用をおさえる研究は盛んに行われています。

代表的な副作用が吐き気です。かつては入院治療を余儀なくされることもありましたが、現在は、吐き気のメカニズムの解明が進み、さまざまな制吐剤《せいとざい》が開発されています。適切な制吐剤を使うことで、吐き気のほとんどはおさえることができ、通院治療が可能になっています。

ージを受けやすくなります。口内炎は多くの抗がん剤で起こりますが、S-1などフルオロウラシル系の薬でよくみられます。一般に、治療開始後1週間目以降にあらわれやすいといわれています。

口内炎に白血球の減少が重なると、炎症部位が細菌に感染しやすくなり、発熱や倦怠感が起こります。口内炎が気になり食事や睡眠が十分にとれないと、体力の低下につながるので、治療中は口腔ケアに十分気を配りましょう。

口内炎は一時的なもので、必ず治ります。

ただ、食事量が著しく減る場合は、内服抗がん剤は休止し、主治医に相談してください。

対策 歯磨きやうがいで口腔内の清潔を保つことが、予防の基本です。歯磨きは、毎食後と寝る前の1日4回。歯ブラシはやわらかいものを使いましょう。ただし、ブラッシングをしすぎて口腔内の粘膜を傷つけてしまうと、かえって逆効果となることがあるので注意してください。

口内炎による痛みが強いときは、鎮痛薬を使用します。

なお、口内炎になると食事がしにくくなりがちですが、治療を続けるためには食事で体力を維持することが重要です。刺激物を避け、やわらかく、消化のよいもので十分な栄養を補給しましょう。

CASE 4 骨髄抑制

赤血球や白血球、血小板といった血液細胞は骨髄でつくられます。

先生、教えて Q&A

がんの治療中にワクチンを打っても大丈夫？

がん治療によって、免疫機能が低下している患者さんは、感染症にかかりやすく、また感染すると悪化しやすいので、インフルエンザ、肺炎球菌、新型コロナウイルスなどの予防接種は、受けておくことが望ましいです。

しかし、治療で免疫機能が低下している状態では、ワクチンの効果が十分に得られないことも。接種のタイミングは主治医と相談してください。

細胞分裂が盛んな場所なので、抗がん剤の影響もそれだけ強く受けることになります。

赤血球やヘモグロビンが減少すれば**貧血**が起こり、白血球が減れば**感染症**を起こしやすくなります。血小板が少なくなれば**出血しやすく**なります。

骨髄抑制はほとんどの抗がん剤で起こります。

同じ骨髄抑制でも、白血球の減少が最も早く起こり、次いで血小板、赤血球の順で減少が起こります。

そのため、抗がん剤治療中には定期的な血液検査が行われ、医師は重症とならないよう診察を行います。

●ヘモグロビン減少による貧血

ひとくちに貧血といっても、軽症の場合は皮膚や唇などが蒼白になる以外は、症状がみられないこともあります。貧血が進行して組織への酸素供給がさらに低下すると、動悸《どうき》、息切れなどがあらわれます。

対策 一般にヘモグロビン値が8g/dℓ未満になると、動悸、息切れなどの症状が起こるとされ、この値を目安に鉄剤の投与や赤血球輸血が行われます。

貧血は感染症（白血球減少）や出血傾向（血小板減少）に比べると、生命に危険を及ぼすリスクが低いとはいえ、定期的な検査で確認します。

●白血球減少による免疫力の低下

白血球は、体の感染防御の主役です。そのため、白血球が減少すると、さまざまな感染症を起こしやすくなります。その結果、ときには生命にかかわることもあるので注意が必要です。

ただし、白血球の減少自体には自覚症状がないので、感染症を予防することと定期的な検査を受けてチェックすることが大切です。とくに白血球の約6割を占める好中球が減少すると、感染の危険が高まります。

対策 白血球の減少が生じやすいため、日常生活の中での感染予防（P62）が大切です。

細菌による感染症を起こした場合は、抗生物質で治療します。また、好中球数が減少して高熱がある場合には、入院して厳格な治療が行われます。好中球を増加させる働きがある顆粒球コロニー形成刺激因子（G-CSF）製剤が併用されることがあります。

●血小板減少による出血の危険

軽くぶつけただけなのに青あざができる、頻繁に鼻血が出る、ちょっとした傷なのになかなか血が止まらない……。そんなときは、血小板減少が疑われます。

初期は、あざや鼻血程度の軽い症状ですみますが、血小板の減少が進むと、脳出血などの内臓出血をまねくこともあります。知らない間に進行してしまわないよう、定期検査で血小板の状態を確認しておくことが大切です。

血小板の数が減少しはじめる時期は、一般的に治療開始から2週間後くらいといわれています。

血小板数の基準値は12万～38万／μℓ。10万／μℓ以下になると血が止まるまでに時間がかかるようになり、3万／μℓ以下では、軽い刺激でも、歯ぐきや鼻、粘膜、皮下から出血するようになります。

対策 血小板数が2万／μℓ以下になると血小板輸血が考慮されます。しかし、ここまで重症化することはまれです。

CASE 5 色素沈着

色素沈着もフルオロウラシル系の薬に多い副作用で、手足の指先が黒っぽくなる症状がS-1でし

骨髄抑制が起きたときの注意点

白血球が減ると……**免疫力が低下する**

- 人ごみを避ける
- 手洗いうがいをこまめに
- 外出時はマスクを
- 生肉・生魚を避ける

血小板が減ると……**出血しやすくなる**

- 刃物の扱いに注意する
- 鼻を強くかまない
- 室内のつまずきやすいものなどを整理

赤血球が減ると……**貧血になる**

- 急に動かず、動作はゆっくりと
- めまいや立ちくらみが起こったら横になり、足を少し高くして休む
- ふらついたときに転倒しやすいスリッパ・サンダルは避ける

ばしばみられます。

対策 治療が終われば徐々にもとに戻ります。したがって、色素沈着が起きたからといって、この時点ですぐに服用を中止する必要はありません。

ただし、進行して顔や体に黒ずみが出たり、指先の皮がむける、ひび割れて出血するなどの症状が起こる場合は、薬の減量や中止が必要になることもあります。

CASE 6 腎障害

腎臓にダメージを与えやすい抗がん剤として、よく知られているものにシスプラチンがあります。腎臓は、体の老廃物を体外に排泄し、血液を浄化する器官です。それだけに、ダメージが蓄積して腎不全になると、尿量の減少やむくみ、心不全、呼吸困難のほか、ひどくなると意識障害が起こることもあります。

実際には、治療中は定期的に血液検査で腎機能をチェックするので、透析が必要になるほど悪化することはまれです。ただ、高齢者や他の病気で腎機能が低下している人は、腎不全に陥る危険性も高いので十分な注意が必要です。

対策 腎障害には有効な治療法がないため、予防が重要です。

予防としては、水分補給で尿の排出を促し、薬の成分を腎臓から排泄することが基本です。

シスプラチン投与の場合は、こまめに水分をとるようにします。

胃がんで用いられる抗がん剤のうち、シスプラチン以外では腎障害が重症となる可能性はまれです。シスプラチン以外の抗がん剤でも、脱水を起こさないように水分補給を心がけましょう。

CASE 7 末梢神経障害

末梢神経は、手足など体の各部分に左右対称に分布する神経で、感覚や運動をつかさどっています。この末梢神経が抗がん剤によって傷つけられると、手足のしびれやまひなどの感覚異常、筋力・運動能力の低下が起こります。

胃がんの治療薬では、シスプラチンやオキサリプラチン、パクリタキセルでみられやすいといわれています。

対策 末梢神経障害自体は、生命にかかわるものではありません。

しかし、日常生活に支障が出るので、程度により、原因となる抗がん剤の減量が必要になります。

ただ、治療しても回復には長い時間がかかります。確実な治療法や予防法はありません。

症状を早期に発見して、医師と相談しながら根気よく治療を続けることが大切です。症状がひどい場合は十分に休養しましょう。

CASE 8 脱毛

脱毛は、化学療法による副作用の代表的なもので、ほとんどの抗がん剤で起こります。胃がんの化学療法では、進行・再発がんに使われるパクリタキセルやドセタキセル、イリノテカンなどで顕著な脱毛がみられます。

S-1でも脱毛が起こることがありますが、目立たない程度のことがほとんどです。

脱毛は、ある日突然、ヘアブラシなどに毛がまとまってついていて気づくことがあります。ぬける量には個人差があり、頭髪が全部ぬけることもあれば、気づかないほど少量の場合もあります。

一般に、治療開始から2~3週間後に始まり、薬の投与中は徐々に進行し、1か月ほどでかなり目立つようになります。

対策 どの抗がん剤の場合も、治

先生、教えて

Q&A

将来子どもをもちたいのですが……

治療が手術だけなら問題ありません。

しかし、化学療法を行った場合は、抗がん剤が卵子や精子に悪影響を与えて、妊娠・出産が難しくなる可能性があります。

将来、子どもをもつことを考えている人は、治療前に卵子や精子、あるいは受精卵を凍結する方法や、精子バンクを利用するという選択肢もあります。

抗がん剤治療が始まってからでは対応が難しいので、治療を受ける前に担当医に申し出てください。生殖治療の専門家を紹介してもらえます。

療が終わると、3～10か月後にはまた生えはじめます。

髪がぬけはじめたら、室内でもバンダナや、やわらかい素材の帽子をかぶると、床に髪の毛が落ちたり、布団や枕に髪の毛が散らばったりするのを防げます。

シャンプーは、以前使用していたものをそのまま使って問題ありません。

ただ、髪質が細くやわらかくなるので、化学療法前に、太くかたい髪質や毛量が多い人むけのヘアケア製品を使っていた場合は、合わなくなることがあります。その場合は、同じブランドで、細い髪質や髪の量が少ない人むけの製品を試してみるといいでしょう。

もし、化学療法前に使っていたシャンプーで頭皮のトラブルが起こる場合は、低刺激（無香料、無着色、無添加、ノンケミカル、パラベンフリーなど）シャンプーを使うのもひとつの方法です。症状がひどい場合、主治医または皮膚科医に相談しましょう。

髪は、濡れたままだとやわらかく、痛みやすいので、とかすときは無理に引っぱらないよう注意します。

また、髪が濡れたまま寝ると、枕との摩擦で痛むので、ドライヤーで髪を乾かすか、就寝までに自然乾燥させておくといいでしょう。

その日の予定で選ぶ 頭皮を守るアイテム

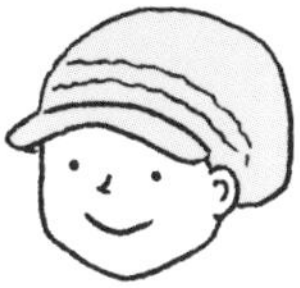

帽子

散歩やちょっとした外出のとき、気軽に身につけられる。

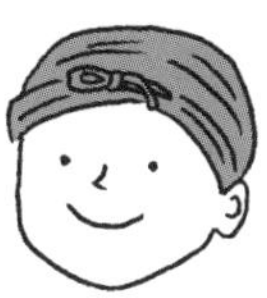

バンダナ

柄や結び方で印象が大きく変わる。顔まわりの印象が華やかに。

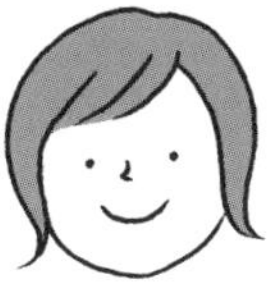

ウィッグ

仕事や、かしこまった場面に。豊富な髪型・色のものが売られている。

自宅ですごすときも

タオルなど手ごろなもので頭皮を守る。ぬけ毛の散らばりも防げる。

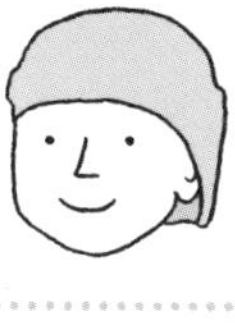

コラム

治療の情報は、正しく広く仕入れて判断。ネットの記事は発信元や発行時期に注意

●あなたのいちばんの情報源は主治医

がんに関わる情報は世の中にあふれています。ただし、あなたのがんの種類、性質、病期、治療経過、さらにがん以外の体の情報まで、最もよく知っているのは主治医です。

まずは主治医の話を、しっかり聞くことが大切です。専用のノートに、日付順に主治医から受けた話をまとめておくとよいでしょう。その場でたずねられなくても、書きとめておけば、あとで看護師などに聞くこともできます。

また、可能なら「録音させてほしい」旨を伝え、ボイスレコーダーなどで録音して聴きなおすのもよいでしょう。

●主治医に質問しづらいと感じるなら

通常の外来では診察時間が短いため、質問には優先順位をつけておきましょう。「医師を前にすると、緊張して言葉が出てこない」という人は、質問を箇条書きしたメモを医師に見せるのもよい方法です。

治療法の説明や入退院時など、重要な話を聞く際には、できるだけ家族や信頼できる人に同席してもらうのがおすすめです。ひとりよりも落ちついて話を聞くことができるうえ、聞き漏らしや、誤解を防ぐことができます。

疑問や不安を残したままでは、納得して治療や療養に前向きに取り組むことができません。ひとりで抱えこまずに、主治医との対話を重ねていきましょう。

●別の医師の意見を聞き、治療法を検討

「主治医に治療の選択肢を提示されたが、迷っている」「主治医の意見は理解したが、別の医師の意見も聞いてみたい」という場合は、「セカンドオピニオン」を利用することができます。

基本的には健康保険適用外で自由診療となるため、費用は医療機関によって異なります。また、患者さん本人が入院中

セカンドオピニオンを受ける流れ

1 セカンドオピニオン外来のある病院を探す	➡	インターネットで調べる。またはがん相談支援センター（P10）に相談する。
2 主治医にセカンドオピニオンの希望を伝える	➡	言い出しづらいときは、がん相談支援センターや看護師などに伝え方を相談してもよい。
3 紹介状や検査結果データなどをもらう	➡	病院が決まったら、受診時に必要な情報を確認。主治医に用意してもらう。
4 セカンドオピニオンを受ける	➡	質問などはあらかじめメモしておく。当日は信頼できる人に同行してもらうのがよい。
5 治療方針を主治医と相談	➡	結果をもとに、主治医とこれからの治療方針について再度話し合う。

で出むけない場合は、家族などが代理で受けることができるケースもあります。

医療機関を決めたら、主治医にセカンドオピニオンを利用したい旨を伝えます。主治医が気を悪くするのではないかと心配する人も少なくありませんが、ベストな治療を受けたいというのは、誰もがもつ切実な思いです。「先生の意見はよく理解できているが、できる限り情報を集めたい」「とことん納得したうえで、先生に治療をお願いしたい」など、理由を丁寧に伝えましょう。

セカンドオピニオンの結果を、どのような形でもらえるのかは医療機関によって異なります。当日に報告書をもらえるところもあれば、後日、主治医に郵送されるところもあります。

また、セカンドオピニオンを受けるほどではないが、気になることがある、主治医との対話がうまくいかないと感じるときなどは、看護師や薬剤師、がん診療連携拠点病院（P118）の医療相談室やがん相談支援センター（P10）なども利用してみてください。

●ネットの情報は一度疑いの目で見よう

世界中の誰もが情報発信できるインターネット上には、膨大な医療情報があります。科学的な根拠のあるものもあれば、まったくないものもありますし、ある人には適した情報でも、あなたには適さない情報もあります。不確かな情報にふりまわされないよう、見極めには注意が必要です。

見極めのポイントは、**①誰が発信しているのか、②何を発信しているのか、③いつ発信されたのか**の3つです。

まずは信頼できる発信元かどうかを確認してください。国立がんセンターの「がん情報サービス」（P166）をはじめとして、大学や医療機関、学会、厚生労働省など公的な機関が発信している情報からあたるのがよいでしょう。

情報の内容については、**「この治療法でがんが消えた」「この食品で必ずよくなる」**など特定の治療法や食品に誘導する言葉に気をつけてください。**「奇跡の」「副作用がない」「がんが消える」**などのフレーズも、宣伝文句として使われることが多いので注意します。

さらに、情報が発信された時期もチェックします。かつては確かに最良とされていた治療法が、現在もそうとは限りません。最後の更新日が2年以上前のサイトは、情報が古い可能性が高いと考えられます。

たとえ入手した情報が確かなものでも、それがあなたにあてはまるかどうかはわかりません。主治医に相談するのがいちばん確実です。迷ったときは情報を印刷して持参し、相談してみてください。

第3章

後遺症をおさえる食生活

手術後の体に合った食生活に慣れていく

これまでの習慣を見直し手術後に適した改善を

胃の手術を受けたあとは、大幅に消化・吸収機能が低下します。胃の調子が手術前の状態に戻るまでには、ある程度の時間がかかります。体力を回復させるためにも、ゆっくり少量ずつしっかり食べることを目標にしてください。

手術後しばらくは、後遺症として下痢や腹部の重苦しさ、胸焼けなど、不快な症状が起きやすくなります。症状をコントロールするためにも、食事に気を配ることが大切です。

機能の低下した胃をいたわりながら健康な生活を維持していくには、手術後の体に適した食事習慣を身につけることが大切です。

心得1 医師や管理栄養士の食事指導を受ける

手術後や退院時期が近づくと、多くの病院では、退院後の食事の量や回数、食べるときの注意点などについて医師や管理栄養士などから細かな食事指導が行われます。

毎日の食事は、健康維持のためにも体力回復のためにも非常に重要です。退院後の食生活に対して、不安を感じている人やわからないことがある人は、しっかり聞いておくようにします。

また、退院後の食生活や栄養のとり方について、外来受診時や電話で栄養相談を実施する病院もあります。食材の選び方や調理法など、個別のアドバイスが受けられます（P72）。

心得2 基本的に食事制限はなく何を食べても問題ない

医師や管理栄養士などからの特別な指示がない限り、何を食べても問題はありません。栄養のバランスがとれていて、消化のよいものであれば、好きなものを食べられます。

ただ、手術で胃を小さくしたことで胃の働きが低下したことや、胃を全部切除したことが影響し、一度に多く食べられなくなります。食材や調理法（P78〜）によっては、不快感を助長する可能性もあるので、手術直後は、消化によいものを中心にとるようにしましょう。

3〜4か月すると、体が手術後の状態に慣れてきます。手術後1年ほどかけ、あせらず、回復の程度に合わせて徐々に食事内容や量、回数を調整していきましょう。そうすることで、食べられる量もだんだん増えていきます。

術後の食事スタイルの経過例

退院直後

- 食欲がまだ出なかったり、少ししか食べられない場合は、食べられるものをおいしく食べる
- ３食+間食（２〜３回）の食事スタイル
- 消化のよいものを中心にとる
- ゆっくり少量ずつよく噛んで食べる習慣を身につける

↓

退院後1〜3か月

- まだ食事量が少ない場合は、少量で高カロリーなものを意識してとる
- 徐々に食品や調理法の幅を広げていく
- 食事量が増えはじめたら、栄養バランスも意識する

↓

退院後3か月以降

- １回の食事量を徐々に増やしていく
- 日常生活が術前のペースに戻っても、食事時間が不規則にならないように
- 食事量が増えたら、脂質や食塩のとりすぎに気をつける

心得3 好みや味覚の変化には柔軟に対応

手術後は食べ物の好みが変わったり、治療の影響で味覚に変化が生じたりすることがあります。

たとえば、「手術前は好物だった肉料理が食べられなくなった」「牛乳や甘いものが嫌いになった」「以前より苦みを強く感じる」「甘みを強く感じる」「何を食べても金属的な味がする」「味を感じにくくなる」など、感じ方はさまざまです。

日によって味が違って感じられることもあり、一度食べにくいと思われたものでも、何日かすると違和感なく食べられることもあります。あまり神経質にならず、少しずつ試してみるなど柔軟に対応しましょう（症状ごとの工夫はP84～）。

味覚の変化によって、食欲が著しく低下する場合には、管理栄養士に相談してください。

心得4 体重が減ることを心配しすぎない

胃の手術後は食事量が少なくなるため、必ず体重が減少します。手術前に比べて体重が10～15％ほど減少し、太れないことを気にする人も少なくありません。

以前に比べてやせてくると、不安な気持ちになるものです。しかし、手術前の体重まで戻せなくても問題ありません。

胃を切除した人の平均体重は手術前の体重の約90％と言われています。多くの場合、手術から数か月経過すると、体重減少に歯止め

手術後の食生活を支える管理栄養士と家族

食事がとりづらいとき個別のアドバイスを

管理栄養士

退院後、外来や電話で栄養相談が受けられる場合も。個人の生活スタイルに合った適切なアドバイスを得られる。

食生活の変化の不安をやわらげる

家族

術後慣れないことが多く、沈みがちな患者さんのため、食卓で明るい話題を選んだり、食べるペースを合わせたりする。

がかかります。多少の体重減少はあったとしても、「1日3食プラス間食」をきちんと食べ、適度に体を動かし体調がよければ、心配する必要はありません。あせらずに、少しずつ自分に合った食べ方を見つけていきましょう。好きなものを食べて、体力をつけることも大切です。

心得5 食べ方や調理の工夫で不快な症状をおさえる

術後は、後遺症としてさまざまな不快な症状が出てくる可能性があります。

食事に関わるおもな後遺症には、ダンピング症候群（P38〜）や逆流性食道炎（P40〜）、小胃症状（P43）などがあります。

いずれも、食べる量やスピードに、手術後の消化管が対応しきれなくなるために起こるものです。

①食べる量やスピード、回数などの食事のとり方
②食材の選び方
③調理方法の工夫

①〜③に気をつけることで、これらの問題を起こりにくくすることができます。

慣れるまでには少し時間がかかるかもしれませんが、家族や周囲の人の協力を得ながら、自分に適した食事のとり方を見つけていきましょう。

先生、教えて Q&A

がんは子どもに遺伝する？

がんの発生には、さまざまな遺伝子の変異が関与しています。たとえば「BRCA1」「BRCA2」の変異をもっている人は乳がんや卵巣がんになりやすいことが知られています。このような遺伝性のがんは、がん全体の10％以下です。

遺伝性の胃がんは、日本人にはごくごくまれです。親が胃がんだからといって、子どももなるわけではありません。

家族に胃がんが多い場合は、環境的な要因が大きいと考えられます。ピロリ菌の感染や塩分過多の食生活、喫煙習慣などがおもな要因です。

おいしく気分よく食べるにはコツがある

不快感を減らす食べ方のポイントを知っておく

手術後、食事にともなって起こるダンピング症候群や小胃症状、逆流性食道炎などの症状をおさえ、気分よく食事をとるにはコツがあります。不快感を減らし、おいしく、楽しく食べるためのポイントを知っておきましょう。

ポイント1　1回の食事は少なめにして回数を増やす

胃の手術後は、一度にたくさん食べられません。退院後2～3か月は、1回の食事量は少なめにして、そのぶん食べる回数を増やします。

たとえば朝、昼、夕の3食を基本とし、そこに数回の間食をはさむなど、自分の仕事や家事に合わせた工夫をするとよいでしょう。

多くの場合、3～4か月経つと1回の食事量が増え、それとともに間食の量が減っていきます。

ポイント2　少しずつよく噛んでゆっくり食べる

一口の量を少なめにして、ゆっくり唾液と混ぜ合わせながら食べることが大切です。

よく噛むことで食べたものが細かくなり、消化酵素をふくんだ唾液の分泌も盛んになって、食べ物が消化管の中をスムーズに移動できるようになります。

ダンピング症候群（P38～）は、一度に急速に大量の食べ物が小腸の中に入るために起こりますが、少しずつ食べることでそれを防げます。

また、ゆっくり食べることで、小さくなった胃に食べ物がたくさんたまることがなくなり、不快な小胃症状（P43）をおさえてくれます。

少量ずつゆっくり食べるためのコツ

少量ずつ　食事の回数を小分けにする

退院後３か月くらいまでは、１回の食事の量を少なめに。足りない栄養は間食（２～３回）で補うようにする。

少量ずつ　少量でも栄養豊富な食べ物をとる

胃が小さくなり、食べられる量が減るので、少量でも栄養価が高く消化・吸収されやすいもの（P94）をとる。

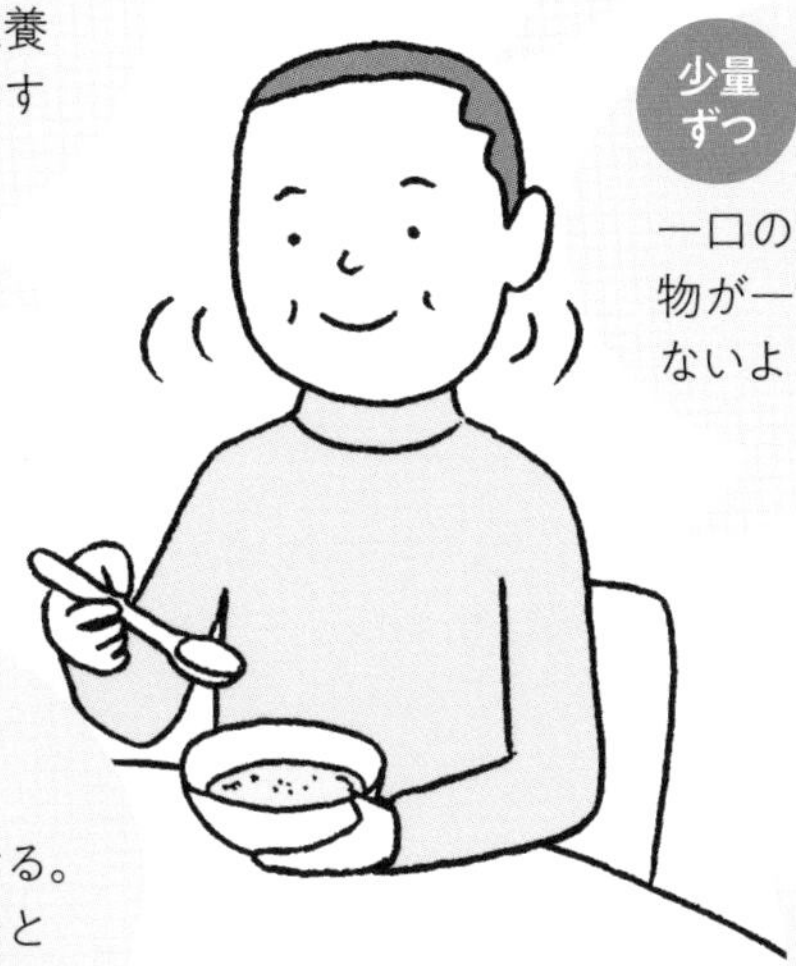

少量ずつ　一口の量を減らして食べる

一口の量を少なくし、食べ物が一気に小腸に流れこまないようにする。

ゆっくり　食事に十分な時間をかける

１回の食事に30分以上かける。また食後20～30分の休憩をとることで、消化がスムーズになる。

ゆっくり　一口ごとに箸を休める

一度食べ物を口に入れたら、箸やスプーンをもつ手を休めるようにすると、食べる速度をおさえられる。

ゆっくり　よく噛んでから飲みこむ

一口10～20回を目安によく噛み、唾液と混ぜ合わせながら食べる。

ポイント3 食事は時間を決めて規則的にとる

1日3食を決まった時間に食べることを習慣づけると、自然にその時間にお腹がすくようになります。毎日同じ時間に、同じくらいの量をとることは、排便リズムを安定させるうえでも効果的です。

1食だけたくさん食べて、あとはその日の気分によって食べたり食べなかったりするような不規則な食生活は、手術後の回復の妨げになるので注意しましょう。

ポイント4 就寝前は固形物や油っこいものを控える

寝る前に固形物を食べると、お腹がふくらんで苦しくなることが多いのでなるべく避けましょう。とくに油っこいものは、翌朝、お腹がもたれる原因になることがあります。

胃全摘術（P20）を受けた場合は、腸液の食道への逆流が起こりやすいので、就寝前の食事は避けるようにしましょう。

ポイント5 食事のあとはすぐに横にならない

逆流性食道炎（P40～）をおさえるには、食後すぐに横にならないことも大切です。あおむけに寝たりすると、食べたものが手術で

先生、教えて

Q&A

術後の体力で自炊できるか不安……

体力に自信がない人や、これまで自炊の経験がない人は、無理に自炊しようとしなくても大丈夫です。

外食をしてもいいですし、スーパーやコンビニのお弁当やお惣菜を買うのもよいでしょう。保存のきく冷凍食品を活用するのもおすすめです。食物繊維が多いものや、刺激の強いものは避けたほうがいいですが、それ以外なら市販のものでも問題ありません。

大事なのは、少しずつでも食事をとることです。つらいときに無理に自炊をするより、自分が楽しいことに時間を使っていきましょう。

小さくなった胃の中にたまってしまい、なかなか小腸のほうに出ていきません。そのため、胃が重苦しくなったり、消化液の逆流によって胸焼けが起こったりします。

　食後は座って休むか、散歩をするなどして、食べたものが小腸に流れやすい状態にしましょう。

ポイント6　食事中の水分摂取は控えめに

　水分が不足すると便秘になりやすいので、飲み物はこまめに補給しましょう。

　ただし、食事中の水分補給はほどほどにしたほうがよいでしょう。食事中に汁物や飲み物などの水分を多くとると、それだけで満腹になり、食べられる量が減ってしまいます。

　また、水やお茶で流しこむような食べ方は、食べたものがすぐに小腸に流れこんで、ダンピング症候群（P38～）の原因になるので注意します。食事中に水分をとるときは、唾液と十分に混ぜるようにして、一気に多くとりすぎないことが大切です。

消化液の逆流を防ぐための注意点

食後30分間は横にならない

食後は消化液の分泌が盛んなため、消化液の逆流が起こりやすい。

就寝前の食事は避ける

就寝する２時間前までを目標に食事をすませるようにする。

夜からのタイムスケジュール

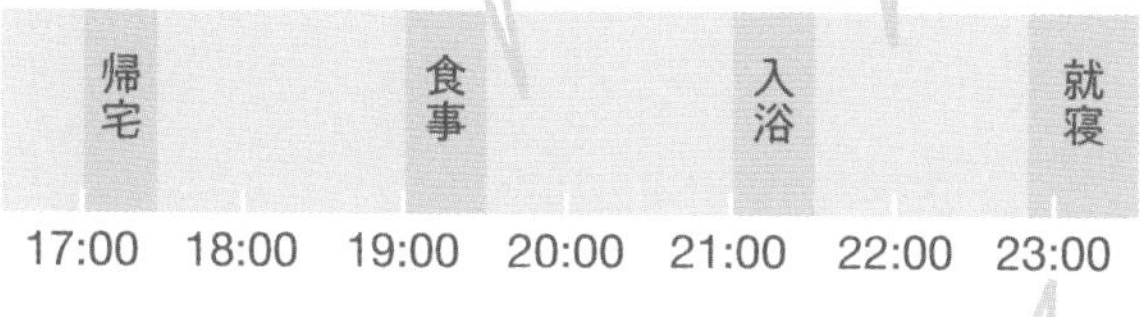

寝るときは上半身を少し起こす

背中に座布団やクッションなどを入れ、上半身を20度ほど高くして寝ると消化液が逆流しにくい。

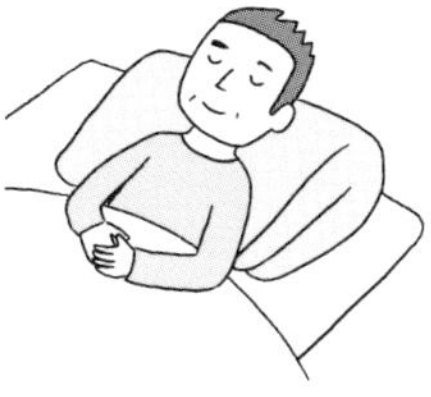

注意が必要な食品は、食べすぎない

少量でも栄養豊富でバランスのよい食事を

胃を切除した人は、少量でも栄養のあるものを、バランスよく食べることが基本です。

栄養面での原則は、健康な人とほとんど同じで、三大栄養素といわれる糖質、脂質、たんぱく質を中心に摂取します。体をつくる重要なたんぱく源である肉や魚類は、消化がよいので積極的にとりましょう。

三大栄養素に加えて、ビタミン、ミネラルの摂取も欠かせません。これらの栄養素は体の機能を調整するうえで、非常に重要な役割を果たしています。

毎日の食事で、5つの栄養素をまんべんなく摂取するようにしましょう（P88～）。

消化のよいものから徐々に食事の幅を広げる

胃を切除すると、食べたものの通り道も変化して消化機能が落ちているので、軟便や下痢になる人も少なくありません。手術後1か月程度は、消化のよい食品を中心に食事をとります。反対に、消化の悪い食品は、術後しばらくは控えましょう。

食物繊維は腸内環境を整えるのには効果的ですが、体内では消化・吸収することのできない栄養素です。

水に溶けやすい水溶性食物繊維と溶けにくい不溶性食物繊維の2種類があります。水に溶けにくい不溶性食物繊維は、とりすぎると胃や腸に停滞し、下痢や軟便を引き起こすのでとくに注意が必要です。不溶性食物繊維を多くふくむ食品に気をつけましょう。

といっても、消化の悪い食品を

禁止しているわけではありません。胃腸の調子が落ちつき、排便の状態が安定するまで少量にとどめ、消化しやすいように刻む、煮るなど、調理に工夫を加えましょう。時期をみて、消化しにくい食品も少しずつ増やしながら、食事の幅と楽しみを広げていきましょう。

消化のよい食品・悪い食品

退院後、まずここからスタート ▶ 消化のよい食品例

- おかゆ
- やわらかく炊いたごはん
- うどん
- 豆腐
- 半熟卵
- やわらかく煮た野菜
- バナナ

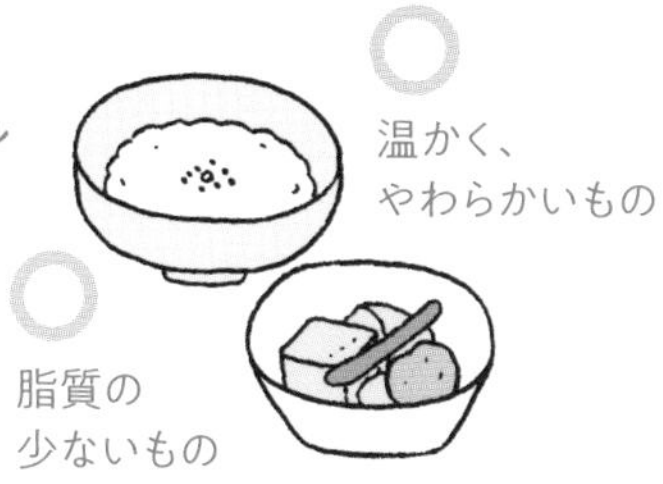

退院直後は少量に ▶ 消化の悪い食品例

- きのこ
- こんぶ
- わかめ
- こんにゃく
- 餅
- 佃煮
- 貝類

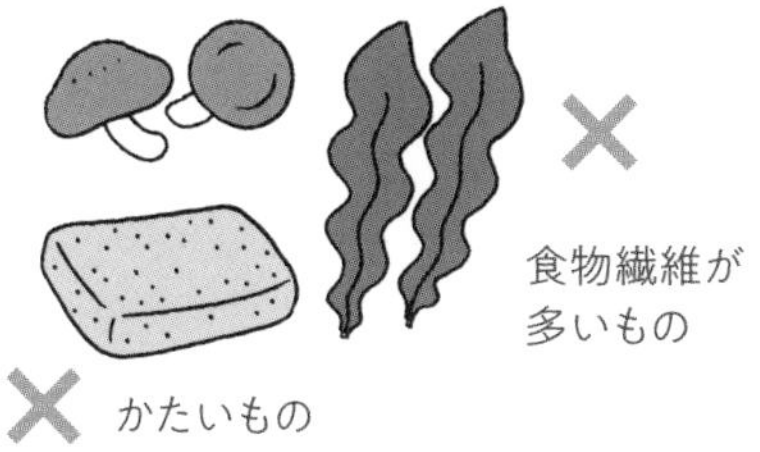

先生、教えて Q&A

揚げ物は食べられなくなる？

胃をすべて切除したあとでも、お腹の調子を確認しながら少量ずつ食べることができます。

むしろ、食べる量が少ない時期に過剰に油をおさえてしまうと、エネルギー不足で体重が減りやすいので、控えすぎる必要はありません。

ただし、揚げ物を多量にとると消化不良と下痢を起こすことがあります。お腹の調子がよいタイミングでとりいれましょう。

香辛料、油脂類、冷たいものは控えめに

とうがらしやこしょうなど刺激の強い香辛料は、少量なら食欲を高める効果があります。しかし、とりすぎると消化管の粘膜を荒らしたり、吐き気を起こしたりすることがあるので注意が必要です。

油脂類なども、多量にとると消化を妨げ、下痢の原因になることがあります。また、カルシウムの摂取によいとされる牛乳も、下痢を起こしやすいので、飲み方を工夫します。温めて少しずつ飲むなど、自分に合った方法で飲むか、料理に用いるとよいでしょう。

熱すぎたり冷たすぎたりする食べ物も、消化管を刺激して下痢を誘発したり、粘膜を荒らしたりすることがあります。とくに夏場はかき氷などに手が伸びがちですが、お腹の調子が落ちつくまでは控えたほうが賢明でしょう。

おならが気になるときはガスが出る食品に注意

胃の手術後、「おならがよく出て困る、においも強くなった」と訴える人が少なくありません。

これは手術の影響で腸内細菌のバランス（菌の数や種類の比率）が変化して、発酵によるガス（アンモニア、スカトールなど）が多量に産生されるためです。おならだけでなく、便のにおいも強くなります。

●胃の機能低下にも原因がある

胃を切除したことで、げっぷをうまく出せなくなることも要因のひとつです。本来は胃が、食事のときに飲みこんだ空気と食べ物を分け、げっぷとして排出する役割を担っています。しかし、胃を切ったことによりその機能が低下すると、空気が食べ物と一緒に腸に流れこみ、おならが増えます。

とくに、手術で胃の出口（幽門《ゆうもん》）を切除した場合は、胃と腸の仕切りがなくなるため、空気が腸に流れこみやすくなり、おならが出やすくなります。

術後お腹がはるのも、胃のこの機能が低下したことが一要因です。食生活に慣れてくると、げっぷも少しずつうまく出せるようになります。

●食事の工夫でやわらぐことも

そして、食品によってはガスを生じやすく、便やおならのにおい

を強めるものもあります。異常発酵を起こしやすい豆類やいも類、動物性たんぱく質などを控えめにするとよいでしょう。

また、散歩やウォーキングなど適度な運動をして、腸の働きを活発にするのも効果的です。

アルコールやコーヒー、炭酸飲料はほどほどに

胃の手術後は、個人差はありますが、酔いがすぐにまわるようになります。アルコールがすぐに小腸に流れこみ、吸収されるスピードが早くなるからです。手術直後のアルコール摂取は、避けたほうがよいでしょう。

アルコールには食欲を促す効果もあるので、少量の飲酒は問題ありませんが、毎日たくさん飲むの

注意が必要な食品やメニュー

油っこいもの

- ファストフード
- 中華料理
- 揚げ物

刺激の強いもの

- 香辛料
- からし
- わさび
- にんにく
- キムチ
- カレー

冷たいor熱すぎるもの

- かき氷
- いれたての熱いお茶

ガスが発生しやすいもの

- ごぼう
- さつまいも
- 栗
- 豆類
- 貝類
- 炭酸飲料

不溶性食物繊維(P78)が多いもの

- 根菜（ごぼう、れんこんなど）
- きのこ類
- 海藻類
- たけのこ
- こんにゃく

飲み物にも注意する

- アルコール……手術後は酔いがまわりやすい
- 炭酸飲料…………お腹がはりやすい
- 牛乳…………………下痢の原因になることも

はよくありません。ほどよい量にとどめておきましょう。

コーヒーも飲みすぎると、カフェインの影響で寝つきが悪くなるので控えめにします。

また、ビールや炭酸飲料は、お腹にガスが充満して苦しくなるのでなるべく避けたほうがよいでしょう。お腹がはると食事もとれなくなってしまいます。胃を切除してすぐは、げっぷがうまく出せなくなりますが、食生活に慣れてくるとできるようになっていきます。時期を見て、少しずつ挑戦してみるといいでしょう。

外食もOK。油っこい料理に要注意

療養中の人にとって、月に数回の外食はストレス解消になります。

外で食事をするときは油っこい料理（焼肉、揚げ物、ファストフード、中華料理など）に注意します。外食メニューは揚げ物など油を使った料理が多く、一度に多量の油をとると、消化・吸収に時間がかかり、気分が悪くなったり、吸収せずに下痢を起こすことがあります。

●食べすぎないよう注意する

食べる量が少なくなっている人にとっては、レストランのランチ、ディナーは量が多すぎます。炭酸飲料もしばらくは控えておきましょう。

油っこいものが食べたくなったら、少しずつ食べはじめましょう。外食の際も、ゆっくりよく噛む、食後は安静にする、などを十分に心がけます。

カルシウム・鉄分は意識的にとるように

胃の手術後は、胃酸の分泌量が減少して消化機能が低下するほか、カルシウムや鉄分、ビタミンなどの吸収も悪くなります。

その結果、骨が弱くなったり、貧血を引き起こしたりすることがあるので、これらの栄養素は食事でしっかり摂取する必要があります。

●カルシウム不足を補うには

カルシウムは牛乳や乳製品、骨ごと食べられる小魚、緑黄色野菜などに多くふくまれています。その吸収にはビタミンDが必要なので、ビタミンDもカルシウム同様に積極的にとりたい栄養素です。

また、ビタミンDは食品にふくまれる成分をもとに、日光によって皮膚でもつくられることが知られています。適度に日光浴をすると、より効果的にビタミンDをとりこむことができます。

●鉄分の不足を補うには

鉄分が不足すると鉄欠乏性貧血が起こります。不足を補うには、肉や魚、卵、大豆製品など鉄分を多くふくむ食品を十分に食べる必要があります。

ビタミンCには鉄分の吸収を助ける働きがあるので、緑黄色野菜なども積極的にとりましょう。ただし、野菜には食物繊維が豊富にふくまれるため、とりすぎは下痢や軟便などの原因になります。1回の食事で、片手にのるくらいの量をとりましょう。

●胃全摘の場合貧血になりやすい

胃の全摘手術を受けた人の場合は、赤血球の生成に必要なビタミンB12の吸収に障害が起こり、年月を経て貧血があらわれることがあります。

これは食事だけでは改善が望めません。ビタミンB12の注射による補給が必要となるので、医師の指示に従ってください。

不足しがちな栄養素を補う食品

カルシウムを多くふくむ食品

- 乳製品（ヨーグルト、チーズなど）
- 小魚（しらすなど）
- 大豆製品（みそ、豆腐など）
- 卵類・肉類
- 緑黄色野菜

＋

＼あわせてとる／

ビタミンDを多くふくむ食品

- イワシ・サンマ・サケ
- しらす・きくらげ

鉄分を多くふくむ食品

- 肉類（とくにレバー）
- 鶏卵
- 魚類
- 大豆製品（納豆、豆腐など）
- 緑黄色野菜

＋

＼あわせてとる／

ビタミンCを多くふくむ食品

- ピーマン・ブロッコリー
- レモン・ゆず・キウイ

☑ 食事がとりにくければ、調理に工夫を

症状があるときは調理を工夫して食べやすく

胃の手術後は、予後に対する心配や不安、生活の変化、治療の影響による食欲低下や吐き気などが原因で、食事が思うようにとれないことがあります。

従来どおりの食事がとれないと、食生活に不安をもつことが多いかもしれません。しかし、食欲不振は一過性のもので、時間の経過とともに改善されることがほとんどです。

症状が強いときは治療が必要ですが、調理などの工夫で食べやすくするのもひとつの方法です。

CASE 1 食欲低下・味覚異常

抗がん剤治療を受けている人は、副作用で食欲低下をまねくことが少なくありません。この場合は、副作用の強く出る時期を過ぎると改善されるので、心配する必要はありません。

あまり神経質にならず、医師から食事について特別な指示があるとき以外は、体調や食欲の状態に合わせて、食べられるときに食事をとるようにします。好みの食べ物を準備しておいて、食べたいときにすぐ食べられるようにしておくといいでしょう。

対策 食事の際は、品数を多くして、少しずつ小さめの器に盛りつけると食欲が促されます。

味覚の変化で食事がとりにくいときは、味つけを工夫します。好みに合わせて少し濃いめに味をつけたり、ごはんは酢めしや一口大のおにぎりなどにすると口にしやすくなります。

口内が乾燥していると、味覚が鈍くなりがちなので、食前にレモ

ン水などでうがいをすると、口の中がさっぱりして味を感じやすくなることがあります。食事の最初に汁物や飲み物を少し飲んで、口の中を軽く潤しておくのもいいでしょう。

CASE 2 吐き気・嘔吐

食べ物の味やにおい、見た目などによって吐き気や嘔吐《おうと》をもよおすことがあります。予防するためには、なるべく刺激やにおいの少ない食材を選び、調理法や盛りつけを工夫するようにします。

対策 一般的には、冷たいもの、あっさりしたもの、飲みこみやすいものが適しています。吐き気がするときは、うがいをするといい場合もあります。

味覚が変化したときの調理の工夫

☑苦味を強く感じる
☑金属味を感じる

- 塩味を苦く感じるときは、食塩を控えめに
- 食塩の代わりに、だしのうま味や、レモン、ごま、薬味、香辛料などの風味でおいしさをプラス
- しょうゆ味を苦く感じるときは、代わりにみそなどで味つけを

☑甘みを強く感じる

- 砂糖やみりんを控え、食塩やしょうゆ、みそなどで濃い目に味つけ（食塩制限がある人は注意）
- 甘く感じることが少ない、汁物をとり入れてみる
- 酸味のあるレモン・ゆず果汁や酢、スパイスなどで味に変化をつける

☑味を感じにくい

- 濃い目の味つけにしてみる
- 酸味・うま味を利用して風味や深みを出す
- 料理を人肌程度の温度に温めると味を感じやすくなる

吐き気がひどいときは無理をせず、食事をぬいてみるのもいいでしょう。食べられない場合でも、水分はできるだけ補給して、脱水症状を引き起こさないように注意します。

CASE 3 飲みこみにくい・むせる

胃の手術後は、手術の影響や体調の悪化などで、飲みこむ力が弱くなることがあります。

こうした症状のときは、食べ物や飲み物が誤って気道に入りこむ誤嚥《ごえん》を起こしやすくなります。むせたり、せきこんだり、ときには肺炎（誤嚥性肺炎）を引き起こすことがあるので注意が必要です。

対策 調理する際は、食材を小さめに切り、よく煮てやわらかく仕

飲みこみにくいときの工夫

首の筋肉が動かしやすい姿勢で食事をとり、食べ物や飲み物が誤って気管に入るのを防ぐ。

●食事のときの姿勢

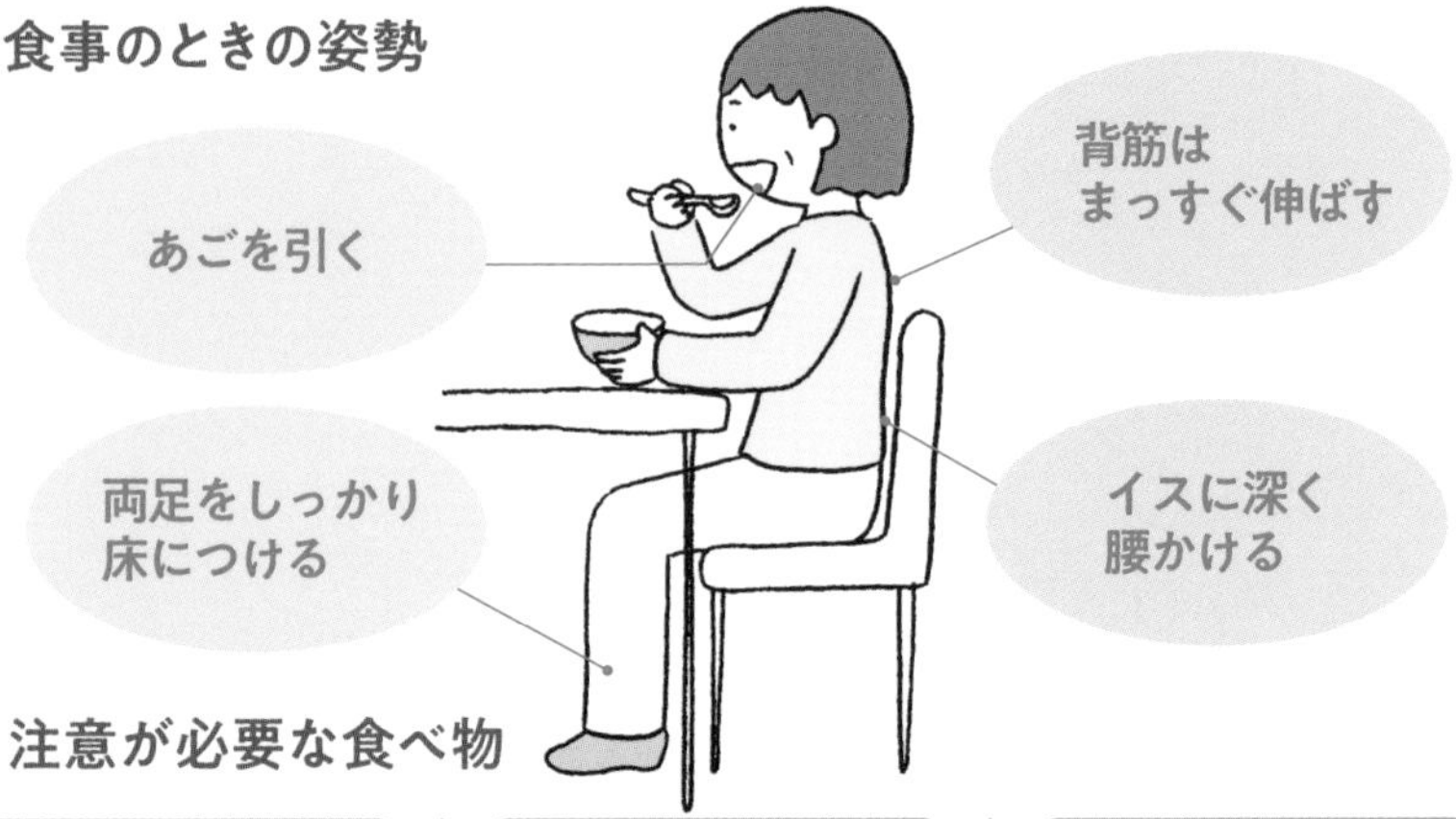

●注意が必要な食べ物

サラサラしているもの

スープなど水分の多い料理は、とろみをつけるとむせにくい。

かたいもの

煮こむ・蒸す・つぶす・すりおろすなど調理の工夫で食べやすく。

パサパサしているもの

パン・カステラ・クッキーなど水分が少ない食べ物は、牛乳などにひたして食べるとよい。

上げます。

汁物など水分の多い食べ物は、片栗粉や葛粉《くずこ》でとろみをつけると食べやすくなります。手軽にとろみをつけられる、市販の補助食品や嚥下《えんげ》用ゼリーなどを使うのもよいでしょう。

また、歯磨きやうがいなどで、口の中を常に清潔にすることも、予防につながります。

CASE 4　口内炎

口内炎ができると、食べ物が口の粘膜を刺激して痛み、食事がおいしく感じられなくなるばかりか、食欲も低下します。


対策　食塩を控えめにして、口内を刺激しないように調理しますが、どうしても味が薄くなって物足りなさを覚えてしまいます。そんなときはすりゴマやゆずを使ったり、だしを濃いめにしたりして風味を添えると食べやすくなります。

やわらかくよく煮た料理も食べやすく、口の中への刺激が少なくなります。

口内炎を防ぐには、歯磨きやうがいをこまめに行い、口の中の清潔を保つことです。また口の中を傷つけないように、やわらかい毛先の歯ブラシを使い、強いブラッシングは避けます。ビタミン（とくにビタミンＢ２）を多くふくむ野菜や果物を食べることも予防になります。

口内を刺激しない調理の工夫

工夫1　口内を刺激しないよう、香辛料やアルコール、酸味の強すぎる食品は控える

工夫2　できるだけ薄味にして、とろみをつけると食べやすい

工夫3　極端に熱いものや冷たいものは避け、室温程度にさます

工夫4　よく煮て、口の中で簡単につぶせるようなやわらかさにする

工夫5　口内が乾燥すると粘膜が傷つきやすくなるので、水分をこまめにとる

「主食・主菜・副菜」の食事を基本に

栄養バランスよく食べ健康を維持する

手術後は、着実に体力を回復させていかなければなりません。そのために重要なのが食事による栄養摂取です。

栄養面での原則は、糖質、脂質、たんぱく質の三大栄養素に加えて、ビタミン、ミネラルなどの栄養素をバランスよくとることです。それぞれの栄養素には次のような働きがあります。

糖質（炭水化物）：体が活動するうえで、重要なエネルギー源になります。

脂質（脂肪）：体脂肪として体に蓄えられるほか、活動のエネルギー源となります。

たんぱく質：体の細胞やホルモン、筋肉などを構成する材料となり、その働きを活発にします。

ビタミン：体内のさまざまな生理機能に作用して、体の調子を整える働きがあります。

ミネラル：ビタミンと同じように、人体の機能の維持・調整に欠かせない栄養素です。このうちカルシウムは、骨や歯などをつくる重要な成分になります。

食物繊維：体内では消化できない成分ですが、便通を整え、血糖値やコレステロールをおさえる働きがあります。

健康を維持するには、これらの栄養素をふくむ食品をバランスよく組み合わせることが大切です。

主食・主菜・副菜の献立が理想的

栄養バランスよく食べるには、「主食・主菜・副菜」を基本とする日本の伝統的な食事が望ましいといえます。

たとえば、主食をごはん、パン、

麺類などとします。これに肉、魚、豆類、乳製品などたんぱく質を中心とした主菜と、ビタミンやミネラルが多くふくまれる野菜や海藻、果物などの副菜を加えてワンセットにすれば、理想的な1食分の食事になります。

ただし、毎回1食の栄養バランスを完璧にする必要はありません。1日のなかで、栄養バランスが整っていれば大丈夫です。

体調のよいときと悪いときとでは、同じ栄養素をふくむ食品でも消化に差が出ることがあります。調理方法によっては消化しやすくなる食材もあるので、メニューを工夫しましょう。次ページ以降に栄養素別の食品例を紹介しますので、メニューづくりの参考にしてください。

主食・主菜・副菜の役割

体の調子を整える副菜

ビタミン、ミネラル、食物繊維を多くふくむ、野菜、いも類、などを主材料とするおかず。手術後は1回の食事で片手1杯分が適量。

筋肉や血液などをつくる主菜

たんぱく質や脂質を多くふくむ、肉、魚、卵、大豆および大豆製品などを主材料とするおかず。1回の食事につき1～2品が適切。

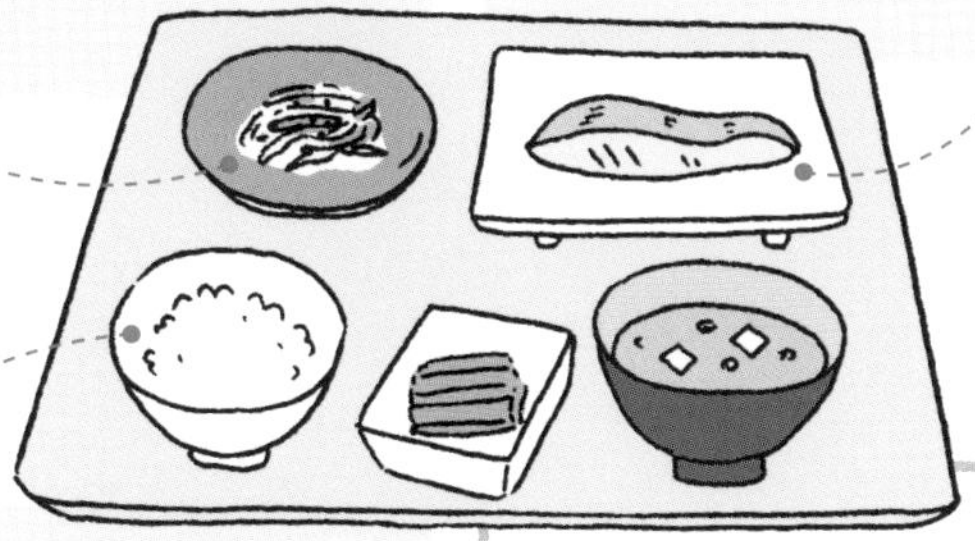

エネルギー源となる主食

米、パン、うどん、そば、スパゲッティなどの炭水化物。1日に必要なエネルギー量の50～60%を主食で摂取する。

栄養バランスよく食べるコツ

いろいろな食品を食べることで、栄養バランスの偏りを防ぐ。副菜や汁物を具だくさんにすると、簡単に食品数を増やせる。

栄養素別　手術後に適した食品・控えたい食品

たんぱく質

肉類は脂身が少ないものを。噛み切りにくい魚介類や、かたすぎたり食塩が多かったりする水産加工品は控える。

	○ 適した食品	⚠ 控えたい食品
肉類	皮をとりのぞいた鶏肉、鶏ささみ、脂身の少ない牛肉・豚肉、レバーなど	脂身の多い牛肉・豚肉、ハム・ベーコンなど脂肪分が多い肉の加工品など
魚介類	アジ、カレイ、ヒラメ、サケ、タラ、カキなど	貝類、イカ、タコなど
水産加工品	はんぺんなど	干物、佃煮、塩辛など
豆類	豆腐、やわらかく煮た豆、ひきわり納豆、きなこなど	大豆、枝豆など
乳製品	ヨーグルト、チーズなど	
卵	鶏卵、うずらの卵など	

脂質

牛脂や豚脂は、胃もたれや下痢を起こしやすい。また、一度にたくさんとらないように気をつける。

	○ 適した食品	⚠ 控えたい食品
油脂類	植物油、バター、マーガリン、生クリームなど	牛脂（ヘッド）、豚脂（ラード）など

糖質

未精製米や油で炒めたごはん、不溶性食物繊維（P78）を多くふくむ野菜や果物は避ける。

	○ 適した食品	⚠ 控えたい食品
穀類	おかゆ、やわらかく炊いたごはん、うどん、パン、マカロニなど	玄米、赤飯、チャーハン、ラーメン、焼きそば、玄米パン、胚芽《はいが》入りパンなど
いも類	じゃがいも、さといもなど	こんにゃくなど
果物	りんご、熟したバナナ、もも、洋なし、果物の缶詰など	パイナップル、干した果物(干しぶどう、プルーン）など
菓子類	ビスケット、カステラ、ゼリーなど	揚げ菓子、豆菓子、香辛料の強い菓子など

ビタミン・ミネラル

不溶性食物繊維の多い野菜や、香りの強い野菜はお腹に刺激を与え、下痢をまねくので避ける。

	○ 適した食品	⚠ 控えたい食品
野菜類	人参、玉ねぎ、かぶ、かぼちゃ、カリフラワー、キャベツ、大根、トマト、白菜、ブロッコリーなど	きのこ類、ごぼう、たけのこ、ふき、とうもろこしなど
海藻類		こんぶ、ひじき、わかめなど

その他 注意が必要な飲み物や調味料は少量にとどめる。

○飲み物
番茶、麦茶、ジュース、薄いお茶・紅茶・コーヒーなど

⚠飲み物
炭酸飲料、アルコール類、濃いお茶・コーヒーなど

⚠香辛料
からし、わさび、カレー粉など

1日に必要なエネルギー量を知っておく

必要エネルギー量の80%程度を目標に

退院直後はまだ手術した状態に体が慣れていないため、十分なエネルギーをとることができません。

そのため、自分の必要エネルギー量の80%を目標として、無理のないように食べましょう。

左図は、必要エネルギー量が１４００～１５００ｋｃａｌの場合の、それぞれの食品量の目安を示しています（体重50kgで身体活動量が軽い場合の必要エネルギー量：約１５００ｋｃａｌ）。

手術後3か月程度は一度に多くの量を食べられないため、3食プラス間食で栄養を摂取します。

間食をとる場合は、そのぶんもふくめて食品やメニュー内容を考え、１日に摂取する総エネルギー量を計算します。あまり厳密にエネルギー計算をする必要はなく、大まかな目安と理解しましょう。

時間の経過とともに手術した状態に体が慣れてくるにつれ、食べられる量も増えて摂取エネルギー量も増えます。無理をせず、ゆっくりと食べる量を増やしていきましょう。

必要エネルギー量の算出方法

標準体重 □ kg × 身体活動量（軽い* 25 ~ 30kcal/kg／普通 30 ~ 35kcal/kg／重い 35 ~ 40kcal/kg）＝ 必要エネルギー量 □ kcal

＊"軽い"にあてはまる人が多い

身長 □ m × 身長 □ m × 22 ＝ 標準体重 □ kg

必要エネルギー1500kcalの場合の食品量の目安

手術後は胃が小さくなり、１回の食事量が減るため
足りないエネルギーを間食で補う。

合計 1000kcal ＞ **3食** …… 朝・昼・晩の３回、１食300〜350kcalを目安に摂取する。

主菜　１食につき１〜２つ

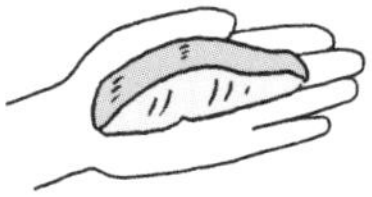
魚１切れ*

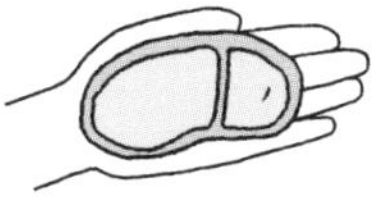
肉50g*

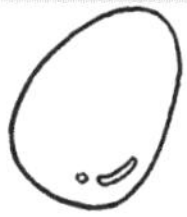
卵１個
70kcal

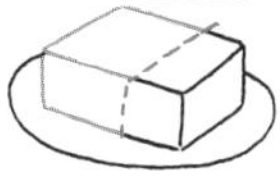
豆腐1/3丁
70kcal

主食　１食につき1つ

ごはん100g
160kcal
※おかゆの場合は200g

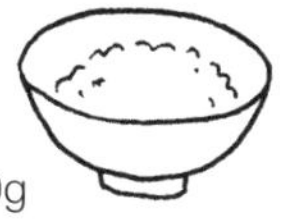

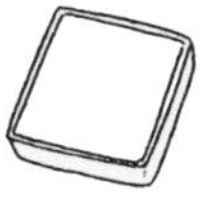
食パン（６枚切り）１枚
150kcal

うどん2/3玉
170kcal

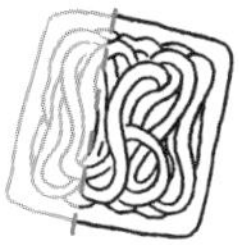

副菜　１食につき片手半分の量

野菜150g*

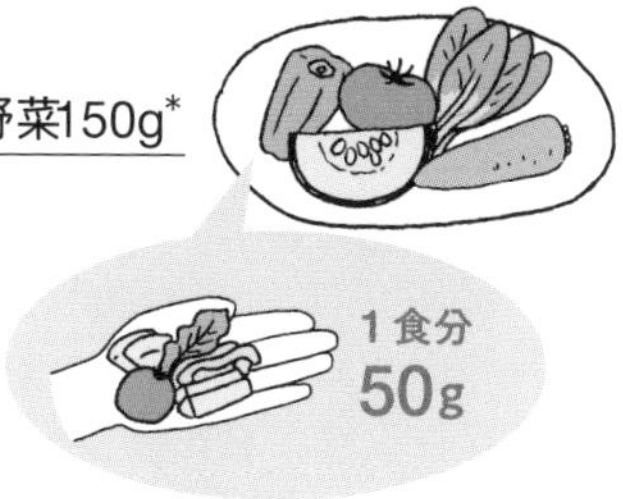

＊種類によりエネルギー量が異なる。他の食品とのバランスを見て、種類やとる量を調節する。

合計 400〜500kcal ＞ **間食** …… 2〜３回に分け、１食200kcalを目安に摂取する。

とりやすい間食の例

おにぎり１個 200kcal	牛乳１杯 120kcal	バナナ１本 80kcal	ヨーグルト１個 80kcal
ロールパン１個 90kcal	サンドイッチ１切れ 160kcal	チーズ１切れ 80kcal	栄養補助食品１個 200kcal

コラム

少量でも高エネルギー・高たんぱく質な“栄養補助食品”を活用し体力低下を防ぐ

●手術後、栄養をとりづらいときも安心

胃がんの手術で胃が小さくなると、食べ物をためたり消化したりする力が低下することがあります。

また、口内炎や吐き気など、化学療法の副作用のために、食事を十分にとれなくなる人もいます。

食事だけでは十分な栄養がとれないときに、食事を補う目的で「栄養補助食品」を検討しましょう。少量で高エネルギー・高たんぱく質なので、少しずつ食間にとることで、栄養素を補うことができます。

栄養補助食品には、飲料タイプのほか、ゼリーやプリンのようなものなど、さまざまな種類があります。

●薬局やデパートなどで購入できる

栄養補助食品の多くは「食品」として、市販されています。

薬局やデパートの食料品売り場、スーパーなどのほか、通販サイトでも購入できますし、宅配サービスを行っている企業もあります。見本を置いている医療機関も多いので、管理栄養士や医療スタッフに相談してみてください。

栄養補助食品は飲み方にコツがあります。一気に飲むとお腹がふくらんで苦しくなったり、下痢を引き起こしたりすることがあるので注意が必要です。

2口飲んだら少し休んで、また2口飲むというように、食間に少しずつとると、下痢を起こしにくく、栄養をしっかり吸収することができます。

入院中や外来受診時の栄養指導で、管理栄養士と相談しながらいろいろな栄養補助食品を試してみて、自分に合う種類やとり方を見つけておくと安心です。

また、普通の食品でも、高たんぱく質のヨーグルト、乳脂肪分の多いアイスクリームなどは少量でも高栄養です。体調に合わせ工夫してみましょう。

第4章

退院後の生活と健康管理

規則正しい生活で、体調を安定させる

規則正しい生活リズムが体の回復を早める

胃がんの手術後、どれくらい経過すれば以前と同じような生活に復帰できるかどうかは、受けた手術の内容や後遺症の程度などによって個人差があります。

退院後、できるだけ早期に社会復帰を果たすためには、患者さん自身が意欲をもって、しっかりと体調管理に取り組んでいくことが大切です。

なかには、退院して自宅に戻ったとたん、入院中できていたはずの「朝起きて夜寝る」という生活リズムをくずしてしまうケースもみられます。

規則正しい生活を送っていると、体の機能にも好ましいリズム（生体リズム）が生まれ、体調を管理しやすくなります。

胃の手術後は、1回の食事量を少なくして回数を増やす必要があります。1日3食を基本として、そこに数回の間食をはさむなどの工夫が必要です。

できるだけ同じ時間に食事をとるよう心がければ、自ずと健康的な生活リズムが生まれるはずです。

気になる症状があれば主治医に相談

退院後しばらくは、医師の指示に従って、定期検査に通ってください。

傷の治り具合や後遺症の有無を医師に報告するほか、気になる症状があれば、その治療と薬の処方を受けます。手術後少なくとも5年間は、再発に備え、定期検査を欠かさず受けましょう。

人によっては退院後も腹部の傷の痛みを訴えたり、後遺症が思いのほかつらく感じられたり、食事内容の変化から下痢や便秘が起きたりすることがあります。

　気になる症状が続く場合は、退院後の定期受診時に医師に相談し、適切な治療と改善策などのアドバイスを受けてください。

体力回復のためには できるだけ体を動かす

　何か気になる症状があると、日常的な動作もおっくうに感じられ、消極的になりがちです。

　そのため動くのをためらい、じっとしてすごすことが多くなります。その結果、体力が低下し、ますます動かなくなるという悪循環が起こります。

　実際に、1週間ベッドで安静にした場合で、約10%もの筋肉量が低下してしまいます。それでは、手術前のような日常生活に近づけていくことがさらに難しくなってしまいます。

　無理をするのは禁物ですが、できるだけ体を動かすように心がけることが大切です。まずはあせらず、ゆっくりと、日常の動作に慣れていくことからはじめましょう。

　とくに高齢者は体力が衰えやすく回復するにも時間を要するので、注意が必要です。術後の療養期間をきっかけに体力がおとろえ、要介護の一歩前の「フレイル」状態になってしまうおそれがあります。

●食生活についてもあせらない

　食事についても同様です。すぐに健康時の食事内容に戻すことができなくても、あせらずに少しずつ以前の食生活に近づけていきましょう。

規則正しい生活の好影響

- 食事は１日３食＋間食
- 朝起きて夜寝る習慣づくり

▶

- 生活全般にリズムが生まれる

▶

- 体調が安定する

▶

- 行動範囲が広がる

何を食べればいい？

P78～83

後遺症で困ったらどうする？

P36～43

運動は何をすればいい？

P100～103

心の健康管理も大切に。ストレスはためこまない

退院後の体調回復が進まないと、そのことがストレスとなり、ますます体調をくずしてしまうことがあります。とくに、手術前と比較して「前はこうだったのに」と思う気持ちが強いほど、ストレスも強まるので注意が必要です。

気持ちを切り替え、「これから少しずつ変わるだろう」「これはだめでも、これならできる」と前向きに考えましょう。

ひとりでかかえこまず、誰かと話をするだけでも、気持ちが軽くなります。ストレスはためこまないことがいちばんです。

ただし、気分の落ちこみが長く続く場合や、焦燥感・不安感が強く感じられる場合は、心の病気が疑われることがあります。

その場合はすみやかに主治医に相談します。自分のなかのサインを見逃さないことが大切です。精神科や心療内科などの受診をすすめられることもあります。

お酒の種類ごとの飲酒量の目安

お酒は、以下のいずれかの量までにとどめる。

- 日本酒 … 1合
- ビール大瓶(633ml) … 1本
- 焼酎・泡盛 …原液で1合の2/3
- ウィスキー・ブランデー … ダブル1杯
- ワイン … グラス2杯

健康習慣を見直し健康な体づくりを

健康で快適な生活を送るための基本は、万人に共通です。

胃がん手術後の患者さんも、左図の6つの視点を参考にこれまでの生活習慣を見直し、退院後のよりよい生活を心がけましょう。

たばこは吸わない。禁煙外来で成功率が高く

たばこには約70種類の発がん性物質がふくまれます。がん患者さんがたばこを吸った場合、治療効果が下がり、再発がんや別のがんも発生しやすくなります。

そのため、がん治療を受けてい

手術後の健康管理 6つの視点

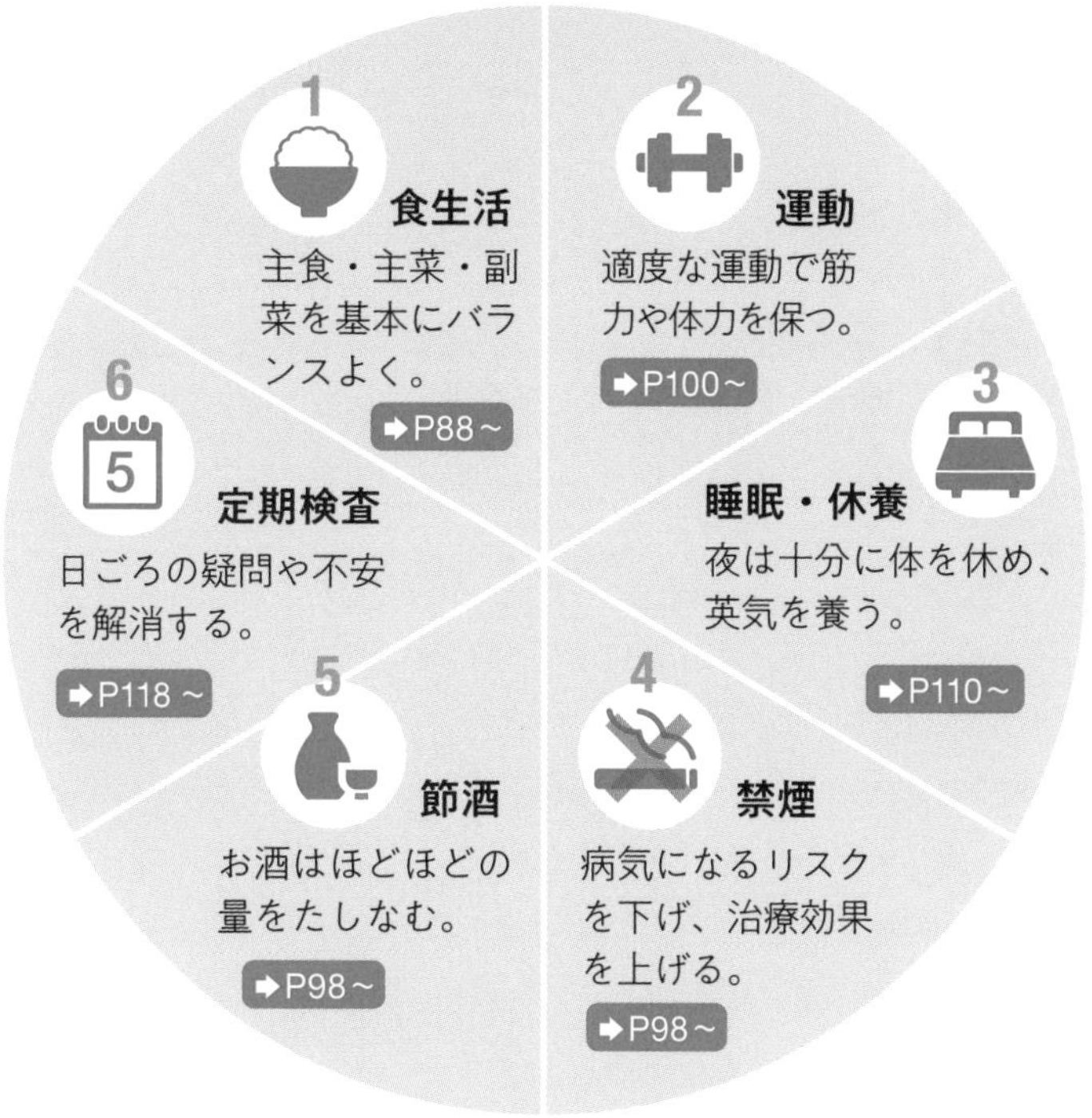

出典「コロナ下での「新・健康生活」のススメ」厚生労働省より作成

る患者さんには禁煙がすすめられます。禁煙は、薬局で売られているニコチンパッチやニコチンガムを使用し、自力で行うことも可能です。

ただ、医療機関で禁煙治療を受けると比較的ラクに、かつ自力に比べて3～4倍禁煙成功率があがることがわかっています。

お酒は飲んでもいいがほどほどに

胃がん手術後、飲酒が禁止されることはありません。ただし、飲む量が多くなりすぎないように注意が必要です。1日あたりに摂取するアルコール量は23gまでにとどめるようにしましょう。お酒の種類ごとの1日の適正量は、右図を参考にしてください。

行動範囲を広げ、体力をとりもどす

簡単な運動で筋力と胃腸の働きを回復させる

手術後は、病院内で歩く練習をした程度で退院となります。したがって、退院直後はまだ全身の筋肉が弱った状態の患者さんも多いことでしょう。

筋力を回復させようとして、いきなりハードなトレーニングをしてはいけません。少しずつ運動量を増やしていきましょう。

まずはベッド周辺や室内の往復歩行からはじめ、次に階段を上がる、散歩をするなど徐々に歩く範囲を広げていきます。

日常生活のなかで、無理のない程度に行動範囲を広げ、生活に必要な動作を増やしていけば、弱った筋力や体力も徐々に回復していきます。

全身の血行もよくなり、それが胃腸の働きを回復させることにもつながります。

手術の傷が痛むときは負荷をかけないように

退院直後は、手術の傷が多少痛んだり、つっぱるように感じたりすることがあります。個人差はありますが、これらの症状はだいたい3か月程度で完治するのが一般的です。

それまでは無理をせず、傷周辺の筋肉に負荷のかかるような運動は控えたほうがよいでしょう。

とくに、腹筋運動や、腹部に強く力を入れるような動作は避けてください。腹部をぶつけたりこすったりするおそれのある運動・動作も避けるように注意しましょう。

もし、何かの動作にともない傷が痛んだり、出血がみられたりする場合は、すぐ医療機関を受診してください。

ベッド周辺でできる、術後の機能回復訓練

退院直後は体力が低下しているため、ベッド周辺での運動からはじめる。
術後3か月程度は、腹筋に負担をかけすぎない。

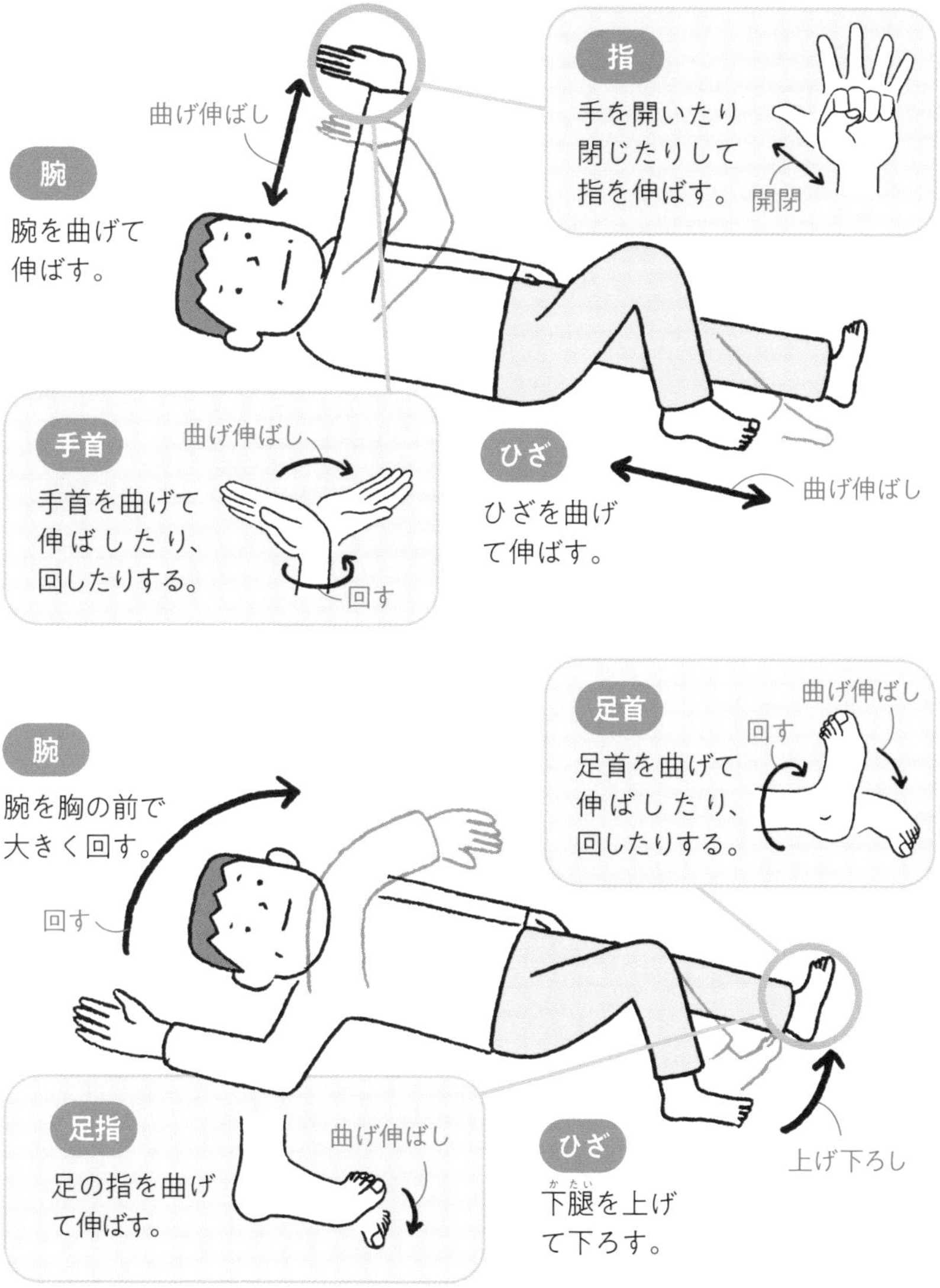

毎日運動するのが理想。最適なのはウォーキング

運動は、毎日続けるのが理想です。筋力、体力の回復に合わせて、無理なく続けられる運動としてウォーキングがおすすめです。取り組みやすさに加え、屋外を散策することで、気分転換にもなります。

運動の前には必ず、準備運動を行うのを忘れずに。最初は足踏みや、室内での歩行運動からはじめてみてもかまいません。慣れてきたら外へ出て、家の周囲をゆっくりと気楽に散歩してみましょう。

正しい姿勢で効果を高め、徐々に歩く距離を伸ばす

できるようになったら、徐々に歩く速さや姿勢にも注意を払い、自分に合ったペースで少しずつ歩く距離を伸ばしていきます。正しい姿勢のポイントをおさえれば（左図参照）、より高い運動の効果が得られます。

運動のコツは、少し「がんばった」と思えるぐらいに行うことです。決して無理をしてはいけませんが、余裕がありすぎても効果が上がりません。ほんの少し目標を高めに設定し、「ちょっときついかな」と思えるぐらいの運動量を目安にするとよいでしょう。手術の傷が痛むときや、関節痛があるときは運動を控えてください。

ウォーキングを中心に、日常生活の動作や行動範囲を広げていきます。下痢や頻便などでトイレが気になる場合は、ウォーキングコースのトイレの場所の事前確認（近くのトイレを探せるスマホアプリ：P106）や、もしものときに備えた失禁パッドの用意（P105）などで対応し、できるだけ外を歩いてみましょう。

軽く汗をかく程度が最適。こまめに水分補給を

体力が回復してきたら、軽く汗をかくぐらいを目安に、運動の量と時間を増やしていきます。

ただし、発汗にともなって脱水症状を起こさないよう、水分補給も忘れずに行ってください。

汗をかいたら、必ず水分を補給するようにします。胃切除後は一度に大量に水分をとると、お腹がふくらんで苦しくなるので、少量の水分をこまめなペースで補給するように心がけましょう。

無理なくできる筋力回復運動

台を使った3つの運動

基本の姿勢

よくストレッチをしたあと、イスなど、体を支えられるものにつかまり、まっすぐ立つ。

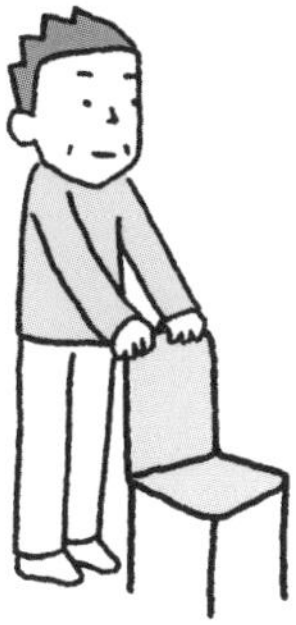

ふくらはぎをきたえる

かかと上げ運動

かかとを上げて5秒キープし、ゆっくりともとの姿勢に戻る。

おしりを
突き出さない。

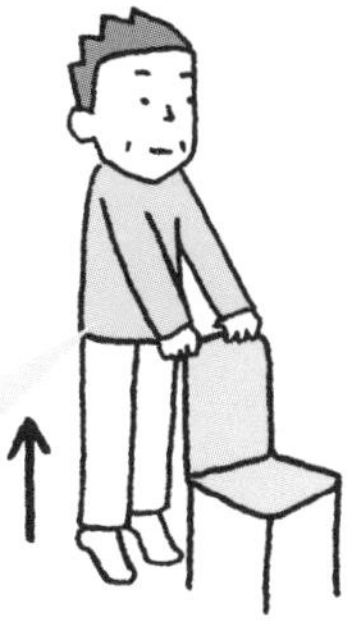

おしりの横側をきたえる

横開き運動

片足を横に開いて5秒キープし、ゆっくりもとの姿勢に戻る。

かかとから足を
上げ、まっすぐ
横に開く。

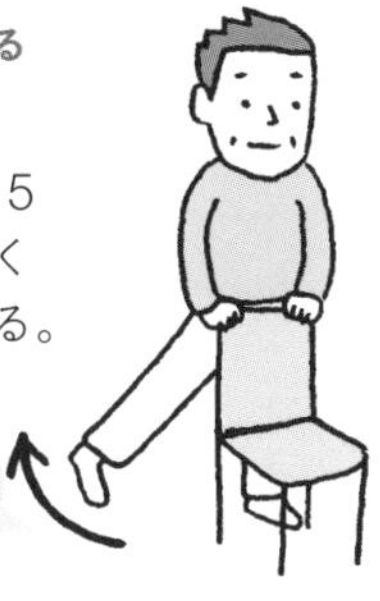

ももの前の筋肉をきたえる

屈伸運動

ひざを曲げ腰を下ろし5秒キープ。ゆっくりもとの姿勢に戻る。

ひざが痛くならない
程度にかがむ。

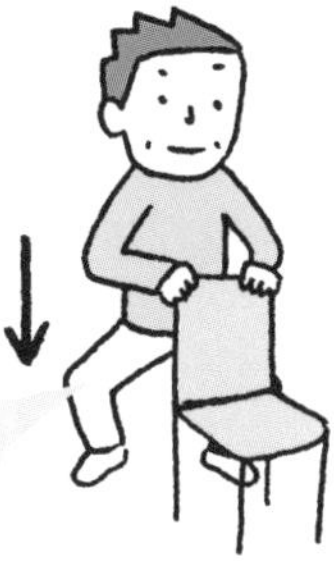

正しいウォーキングの5つのポイント

正しい姿勢を心がけ、自分のペースで少しずつ歩く距離を延ばしていく。

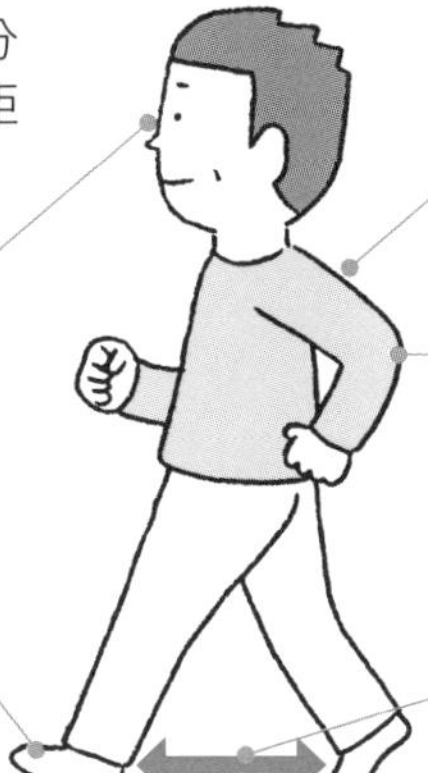

1.姿勢

背筋を伸ばし、上体はゆらさない。

2.腕ふり

肩の力をぬき、腕を軽くふる。

3.歩幅

歩幅は広めにとる。

4.目線

胸をはり、視線は数十m前にむける。

5.着地

ひざを伸ばし、かかとから着地する。

運動や食生活の改善で、便通を整える

術後は軟便・下痢ぎみに。水分不足だと便秘に

個人差はありますが、胃の手術後は軟便が出たり、下痢ぎみになったりするケースがほとんどです。手術前とは違い、食物が胃で十分に消化されないまま急に小腸に流れこむために、下痢が起こりやすくなるのです。

その一方、便秘も起こりやすくなります。ダンピング症候群（P38〜）などの後遺症を防ぐために水分摂取を控えることで、便がかたくなり、出にくくなります。また、胃が小さくなり食事量が減ると、摂取する栄養素が全体的に減ります。それにより、食物繊維も不足して便秘しやすくなります。

それでも多くの場合、術後3か月〜半年ほどで手術前とほぼ同じような便の状態に落ちついてきます。胃の変化に体が慣れ、腸が胃の代わりに食べ物を消化する働きを担うようになるためです。運動や食生活をはじめとする生活習慣を見なおし、改善に努めれば、より排便リズムが整いやすくなるでしょう。

ただし、抗がん剤治療を受けている場合は、副作用として軟便、水様便が続くことがあります。医師の処方を受け、整腸剤や下痢止めなどで対処します。

ストレスも排便リズムを乱す原因に

胃腸の働きには、ストレスも強く影響します。下痢や便秘をはじめ、ダンピング症候群などの後遺症を気にしていると、それがストレスとなって自律神経の働きが乱れます。その結果、胃腸の働きが活発になりすぎたり、消化不良になったりして、下痢や便秘を悪化

下痢がひどいときの注意点

4つの大原則を心がける

❶ 体を安静にし、保温する

下痢が続くと体力を消耗する。横になるなどして安静を保ち、十分な休息をとる。お腹を温めることで腹痛の緩和に。

❷ こまめに水分を補給する

水分だけでなく、経口補水液やスポーツドリンクなど、ナトリウムやカリウムをふくんだものを摂取し、脱水に十分気をつける。

❸ 症状が重いときはすぐ受診

下痢が続く場合や、水分を摂取することが難しい場合は医療機関を受診し、整腸剤や下痢止めを処方してもらう。

❹ 安易に下痢止め薬を使わない

下痢止めは、使用頻度に注意する。頻繁に使っていると、薬の刺激に腸が慣れ、十分な効果が得られなくなることがある。

刺激の強い食べ物は避ける

おすすめの食べ物

薄めた果汁や薄いみそ汁、すりおろしりんご、おかゆ、うどん、豆腐、茶わん蒸しなど

避けたい食べ物

油っこい料理、繊維の多い食品、冷たい食べ物、牛乳・乳製品、刺激の強い食品など

トラブル発生時の解決策を知っておく

下痢が不安で外出できない

↓

失禁パッドをお守りに。慣れると自己調節できるように

トイレが間に合わないことが不安な場合は、市販の失禁パッドなどを利用するとよい。気にしすぎて外出を避けるより、外出をくり返して慣れたほうが自己調節しやすくなる。

肛門周辺のただれ

↓

皮膚の清潔を第一に。軟膏で炎症をおさえる

温水洗浄便座のぬるま湯で肛門をやさしく洗う。ワセリンで皮膚を保護してもよい。改善しない場合は、定期検査などで医師に相談し、軟膏などの処方を受ける。

させることもあるので注意が必要です。「胃を切除したのだから、しばらく排便に影響があるのはあたりまえ」と割り切ってしまったほうが気持ちが楽になります。ストレスが減り、症状も改善していきます。

頻便の人は外出に備え トイレの場所確認を

下痢のときは、頻繁に便意をもよおし、トイレに行きたくなります。とくに、電車やバスに乗っているときや、慣れない土地に出かけたときはとりわけトイレに不安を覚えるものです。

頻便でも安心してすごせるように、外出先のトイレの場所を確認しておきます。下記のスマートフォンアプリを使うのもおすすめです。同行の人がいる場合は、「胃腸がまだ本調子ではないので……」などと、事情を話しておくとよいでしょう。

退院後の生活に慣れてくると、食後どれくらいで便意をもよおすか、自分でもだいたい予想できるようになり、余裕をもってトイレに行けるようになります。

なお、便意を無理に我慢し続けると、腸の活動が悪くなり、便秘になってしまうこともあるので注意が必要です。

術後も便秘が長引くなら 医師に相談する

便秘の場合、2〜3日に一度ぐらいの便通があるなら、あまり気にする必要はないでしょう。

排便の回数には個人差がありま

近くのトイレを探せるスマホアプリ

NAVITIME

株式会社ナビタイムジャパン

地図・乗換の総合ナビゲーションアプリ。「地図」ページから周辺のトイレが検索できる。

トイレ情報共有マップくん

合同会社ファービヨンド

トイレ利用者の口コミが見られる。和式／洋式・多機能トイレ・おむつ交換台など情報が多彩。

Toilet Finder

BeTomorrow

世界15万か所以上のトイレが検索できる。海外旅行の際、無料トイレを探すのに役立つ。

便秘の予防法と解消法

生活リズムを整える

排便のリズムを整えるためには、生活リズムを整え、十分に睡眠をとり、ストレスをためないことが重要。また、便意がなくても毎日決まった時間にトイレに行き、排便する習慣を身につける。

水分を摂取する

十分に水分をとることで便がやわらかくなり、お通じがよくなる。1日1.5Lを目安に摂取する。

落ちついて排便できる環境を整える

排便するときは前かがみの姿勢が適している。また、便意を感じたらすぐトイレに行けるようにしておく。毎日我慢していると、腸の活動が悪くなり、便意を感じにくくなる。

受診・相談する

３日以上排便がないとき、下剤を使い１～２日以上経っても便が出ないとき、腹痛や嘔吐《おうと》があるときには、主治医や看護師に相談する。

食事を工夫する

腸を整える効果のある、食物繊維を多くふくんだもの（主に野菜、豆類、果物など）を食べる。ただし、とりすぎると下痢を起こしやすくなるので注意する。

腸の働きを促す

ベッドの上で腹式呼吸をしたり、ベッドからイスに移動する運動をしたりすると、腸が刺激され排便が促される。お腹をマッサージしたり、湯たんぽなどで温めたりする方法も。

排便の姿勢

前かがみになり、腹筋に力を入れていきむ。

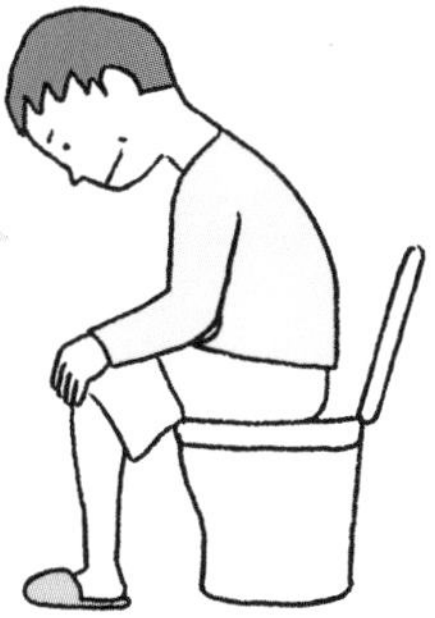

こんな場合は腸閉塞の疑いあり

- おならが出ない
- 腹痛がある
- 嘔吐する
- お腹がひどくはる感じがする

すが、心配なのは、便が4～5日以上腸管内で停滞し、お腹がはって苦しくなるケースです。便がお腹の中でかたい栓のようになってしまうと、自力で排便するのは困難です。

医師に相談して緩下剤を処方してもらったり、浣腸や摘便（肛門から便をとり出す処置）などを受けたりしましょう。左表が、一般的によく使用される薬です。

激しい腹痛や吐き気があり、便もおならもまったく出ない場合には、腸閉塞（P35）が疑われるので至急受診してください。

便秘を軽く見ず早めに受診する

便秘がひどいと、お腹がはって苦しいだけでなく、食欲も減退します。

また、排便時にいきみすぎると、痔などを引き起こすこともあります。それほどひどい症状でなくても、医師に緩下剤を処方してもらい、便のかたさを調節して排便を促すようにしましょう。

とくに、高齢者の場合、便秘を放っておくと、食欲が低下し、食事がとれなくなることがあります。体力が著しく落ちると全身状態が悪化するので早めに受診してください。

薬に頼りすぎると便秘が慢性化するおそれ

便秘に用いられる緩下剤にもいろいろな種類があります。一般によく使用されているものは左表のとおりです。それぞれに特徴があり、薬量を調節して自然に近い排便を促すことができます。ただし、同じ緩下剤を常用すると、効きにくくなり、かえって便秘が慢性化することがあります。

また、緩下剤と下痢止めの併用にも注意してください。緩下剤を服用したことで下痢が生じ、さらに下痢止めを服用して便秘になるといった悪循環を引き起こすことがあります。胃腸に多大な負担となるうえ、やがて薬が効きにくくなるおそれがあります。

緩下剤も下痢止めも、自分の体質や、症状の原因に合ったものを服用することが大切です。自己判断で市販薬などを服用せず、医師に処方してもらいましょう。他にのんでいる薬とののみ合わせもみてもらえます。

症状がひどいときに頼る下痢止め・緩下剤一覧

下痢止め

一般名	おもな商品名	作用
ロペラミド塩酸塩	ロペミン	腸の過剰な収縮運動をおさえ、下痢を止める。また、腸管からの水分の分泌をおさえ、大腸における水分吸収を促進し便をかたくする。

緩下剤

一般名	おもな商品名	作用
酸化マグネシウム	酸化マグネシウム	腸管の水分吸収を阻止し、便の水分を増やしてやわらかくする。
ルビプロストン	アミティーザ	小腸での腸液の分泌を促進し、便をやわらかくして排便を促す。
センノシド	プルゼニド	大腸粘膜を刺激して腸の運動を促し、便を排出する。毎日使い続けると耐性が増し、効果が薄れて使用量が増えていくことも。症状がひどいときに限り使うようにする。
センナ・センナ実	アローゼン	
ピコスルファートナトリウム	ラキソベロン	
大建中湯エキス細粒	大建中湯	漢方薬。下痢や便秘、腹部の膨満感などの改善に効果がある。

十分な休養と睡眠で体力の回復を

体力回復には休養と睡眠が欠かせない

退院後は、リハビリを行いながら体力の回復に努めます。

ただし、十分な休養と睡眠をとることも忘れないでください。あせらず、自分のペースで、通常の生活に戻していきましょう。

大切なのは、生活のメリハリをつけることです。起床と就寝の時刻を一定にし、昼間はできる範囲で体を動かすよう心がけてください。そうすることで、内臓の働きや代謝をつかさどる「自律神経」のバランスが安定し、質のよい睡眠につながります。

慣れないことが多い術後。気分転換を心がける

自律神経には、活動のときに優位になる「交感神経」と、リラックスしているときに優位になる「副交感神経」の２つがあります。通常は、この２つがバランスよく働くことで、心身の健やかな状態が保たれています。

ところが、さまざまな原因で、交感神経と副交感神経のバランスが乱れることがあります。その要因のひとつが「ストレス」です。

退院後の生活では、食事の内容や食事制限など、慣れないことがいろいろあります。何かと不安も多いものでしょう。しかし、気にしすぎると、ストレスがたまり、自律神経のバランスをくずしやすくなるので、時々気分転換を心がけましょう。

１日のなかで、趣味や自分の好きなことをする時間、気持ちがゆったりするような時間を設けると、気分がリフレッシュします。音楽を聞くこと、絵を描くこと、気のおけない仲間とのおしゃべりなど、

心身のリラックス法

簡単なストレッチ

1 ゆっくり息を吐きながら、筋肉をゆっくり十分に伸ばす。

2 ゆっくり息を吸いながらもとに戻す。

3 1,2をくり返す。

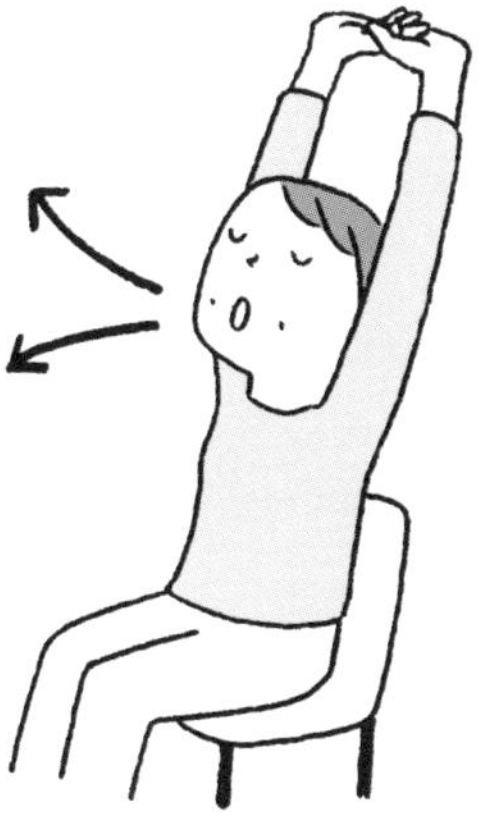

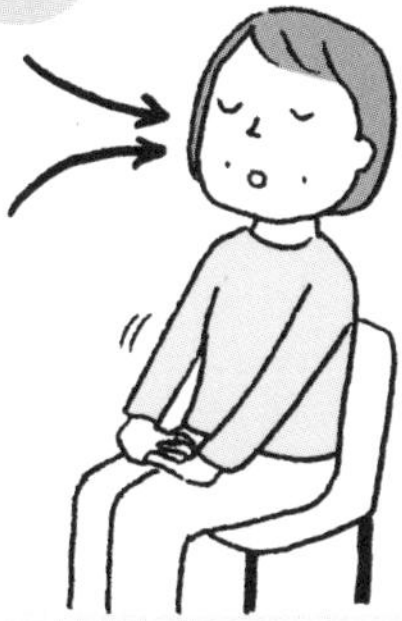

深呼吸するだけでもリラックス効果が

おへそのあたりに手をあて、お腹がへこんだりふくらんだりするのを意識しながら深く腹式呼吸をする（やり方はP27）。深呼吸で副交感神経が優位になり、心身共にリラックス効果がある。

気分のリフレッシュ方法

❶ 趣味や好きなことをする

趣味で得られた達成感が自信につながったり、趣味を通じて新しい交友関係が生まれたりすることも。

❷ ゆっくり休養する

ひとりの時間も大切に。適度な運動やストレッチをしたり、読書や音楽・映画鑑賞をしたりして脳と心を休ませる。

❸ 親しい仲間とおしゃべりする

気心の知れた友人などとおしゃべりする。何気ないことでも、ひとりで抱えこまずに話すだけで、気持ちが明るくなる。

❹ お風呂でゆっくりする

ぬるめのお湯にゆっくりつかる。副交感神経が優位になりリラックス効果が。体がほぐれ、血流が促進されて質のいい睡眠がとれる。

簡単なことでかまいません。

深呼吸やちょっとしたストレッチなどでも、気分をすっきりさせることができます。

眠れないときは 原因に応じた対処法を

自律神経のバランスが乱れると、うまく寝つけなくなったり、夜中にたびたび目が覚めたりするなど、睡眠の質が低下しがちです。

不眠が続く場合は、自分の生活をふり返って原因を探り、不眠の原因に応じた対処法をしていきましょう。

たとえば、夜遅くまでスマホを見ていたり、人と話したりしていると、交感神経が優位になって、寝つきにくくなることも少なくありません。就寝30分前くらいからは、静かな環境でリラックスしてすごすようにすると、副交感神経が優位になって寝つきやすくなります。

また、昼間のすごし方も、夜の睡眠に影響します。手術後は体力の不安から活動量をおさえてしまう人もいますが、適度に体を動かしたほうが自然な眠気が生じます。

薬局で購入できる睡眠改善薬

商品名	一般名	販売会社	特徴
ネオデイ	ジフェンヒドラミン塩酸塩	大正製薬	寝つきが悪い、眠りが浅いなど一時的な不眠症状の緩和に効果がある。
ドリエル		エスエス製薬	
リポスミン		皇漢堂製薬	
ハイヤスミンA		福地製薬	
加味帰脾湯エキス顆粒クラシエ	加味帰脾湯エキス粉末	クラシエ薬品	不眠のほかに、心身の疲れ、精神不安などにも効果がある。
漢方ナイトミン	酸棗仁湯エキス	小林製薬	

不眠の原因別　質のよい眠りを促す工夫

いまの生活をふり返り、不眠の原因を探る。

☑ 活動量が少ない

外出したり運動したりする機会があまりなく、体力を消耗していない。

↓

- 昼間にできるだけ体を動かす
- 昼寝を控える

☑ 就寝前の精神的興奮

寝る前に気持ちが高ぶり、頭がさえてしまって寝つけない。

↓

- 激しい音楽や映像は避ける
- 適温のお風呂にゆっくりつかる（P114～）
- カフェイン入り飲料を飲まない

☑ 不快な環境

寝室の環境が悪く、入眠が妨げられる。

↓

- 防音対策をする
- 室内の温度調節をする
- 枕の高さ、布団の肌触りなどを見なおす

☑ イライラ・不安感

わけもなく、イライラや不安な気分が続いて眠れない。

↓

- 主治医に相談する
- 場合により、睡眠導入剤などを処方してもらう
- ひどい場合は専門家を受診する

さらに、季節に応じて寝室の環境を整えておくことも大切です。夏は涼しく、冬は暖かく快適に眠れるよう、室内温度や寝具を調整してください。

不眠症状が続く場合は睡眠改善薬の力を借りる

自分で工夫をこらしても、なかなか眠れない場合は、薬局で購入できる睡眠改善薬（右表参照）を使用するのもひとつの方法です。

薬局で薬剤師に相談し、自分の不眠の症状に合う睡眠改善薬を処方してもらうのがいいでしょう。

それでも不眠が改善しない場合は、主治医に相談し、睡眠薬を処方してもらうこともあります。

いずれにせよ、ひとりで悩まないことが大切です。

☑ 入浴で血行促進し、胃腸の働きを整える

入浴で体が温まると腸の働きもよくなる

開腹手術後、術後の経過がよければ、数日でシャワー浴の許可がおります。続いて、傷の抜糸が終わり、血液検査やレントゲン結果に問題がなければ、入浴の許可が下ります。退院するころには、ほとんどの人が入浴できるようになっています。

皮膚の清潔を保ち、全身の血行をよくするには入浴が効果的です。また、お風呂で体を温めると、胃腸の動きもよくなり、便秘解消にも役立ちます。術後の体に負担をかけないよう、左図の6つの注意点やお風呂の温度に注意して入浴しましょう。

便秘に悩む人は、腹部の傷がすっかり治ったら、湯船の中でお腹に大きく「の」の字を書くようにマッサージをしてみましょう。やさしい刺激で自然な排便を促す効果が期待できます。

下痢や軟便があり、頻便が気になる場合は、自宅で入浴する際に、浴室に簡易便座（おまる）を用意するなどの工夫をするとよいでしょう。

ぬるめのお湯につかり心身のリラックスを

入浴は、疲れをとり、心身のリラックスを促す効果もあります。毎日の生活のなかで、できるだけゆったりとくつろげる入浴タイムをもつとよいでしょう。

とくに、ぬるめのお風呂にゆっくりとつかるのがおすすめです。副交感神経（P110）が優位になり、寝つきがよく、眠りも深くなります。逆に、熱すぎるお風呂や長時間の入浴は、寝つきが悪くなることもあるため避けましょう。

入浴するときの6つの注意点

術後の体に負担がかからないよう注意したうえで、
お湯にゆっくりとつかってリラックスする。

1

浴室と脱衣室の温度差を少なくし、心臓血管系への負担を減らす。冬は脱衣室を温めておくとよい。

2

最初はシャワー浴から。徐々にお湯に体を慣らしていく。

3

熱すぎるお風呂や長時間の入浴は避ける。立ちくらみを起こさないよう湯船からはゆっくり立ち上がる。

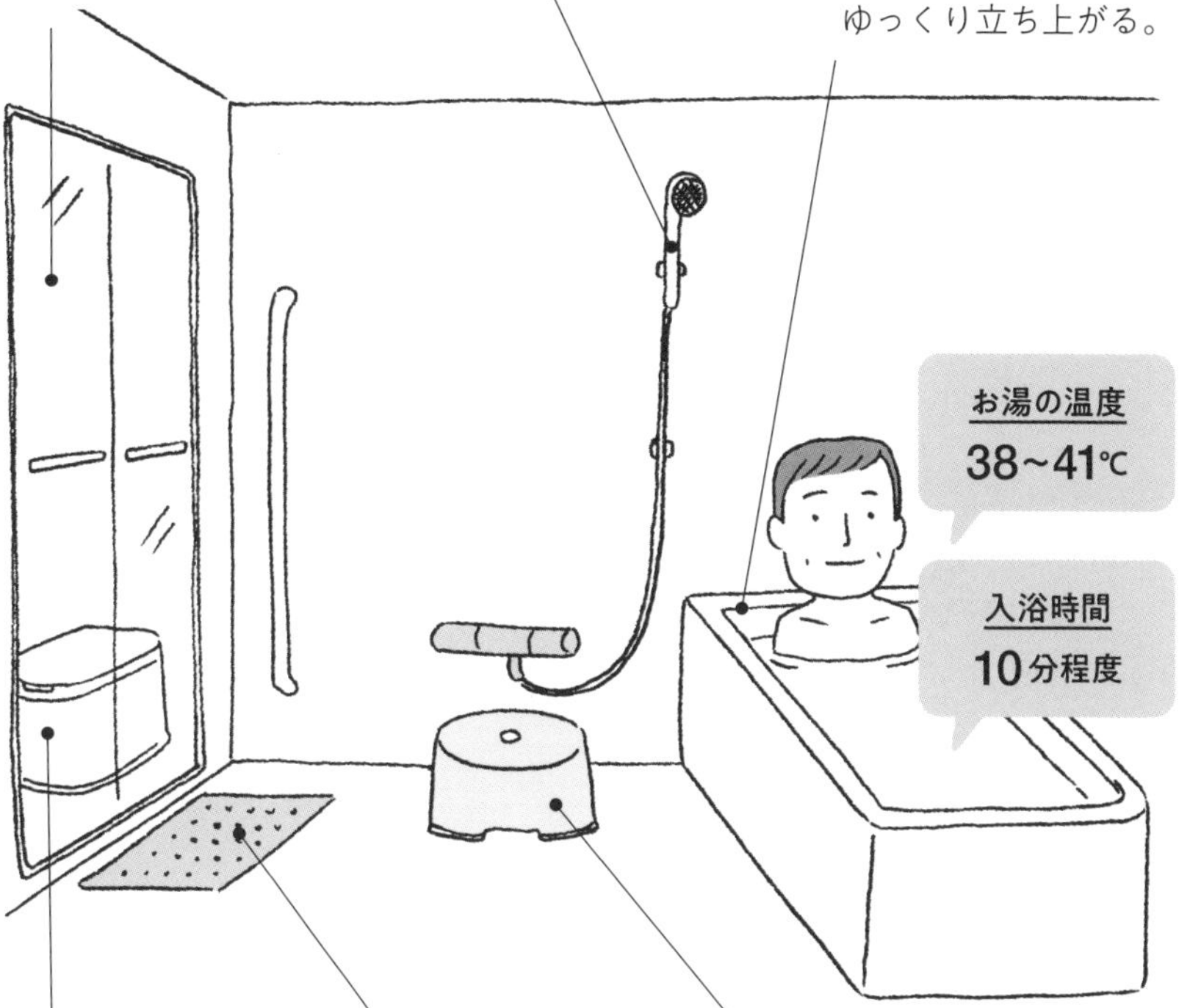

4

トイレが心配なときは、簡易便座を用意するとよい。

5

手すりやすべり止めマットを利用しすべらないよう注意する。

6

術後しばらくは、お腹に負担をかけないように。洗い場では浴用イスなどを利用して楽な姿勢をとる。

「おくすり手帳」を活用し、服薬管理を

「おくすり手帳」で薬の使用歴を記録する

退院時には、医師から今後の治療についての説明を受けると同時に、当面必要な薬を処方してもらいます。薬を受けとったら、医師の指示に従い、容量・用法を守って服用してください。

胃がんのほかに、何らかの持病で治療を受けている場合は、薬の種類も多くなるので管理に注意が必要です。

そんなときは、市区町村の薬剤師会などが発行している**「おくすり手帳」**を活用します。薬局で薬をもらうときは、必ずおくすり手帳をもっていきましょう。出された薬の種類をそのつど薬剤師が記入してくれるので、自動的に自分がのんでいる薬の整理ができます。

他の医療機関にかかるときは、この手帳を見せることで過去の薬の使用歴がわかり、医師の診療に役立ちます。

複数の医師や医療機関にかかるときに、おくすり手帳は欠かせません。通院時は常に、診察券や健康保険証などとともに携行してください。

市販薬をのむときは医師か薬剤師に確認する

薬の組み合わせによっては相互作用が生じることがあります。市販薬の使用にあたっては必ず、現在服用中の薬と併用しても問題ないかどうかを、医師または薬剤師に確認してください。

また、「一度にのむ薬の量が多い」「薬が大きくてのみこみづらい」などの困りごとがあれば、医師や薬剤師に相談してみましょう。薬によっては、のむ時間帯や形状を調整できるものもあります。

薬を服用するときの注意点

用法・用量など指示を守って服用する。

❶ 長期間服用する場合は、定期的に受診し血液検査を受け、異常がないか調べる。

やってはいけない薬ののみ方

- 複数回をまとめてのむ
- 他人に薬をあげたり、もらったりする
- 服薬中に飲酒する

正しい薬ののみ方

コップ１杯程度の水で服用。医師や薬剤師の説明をよく聞き、のみ合わせに注意が必要な食品・飲料がないかどうかチェックする。

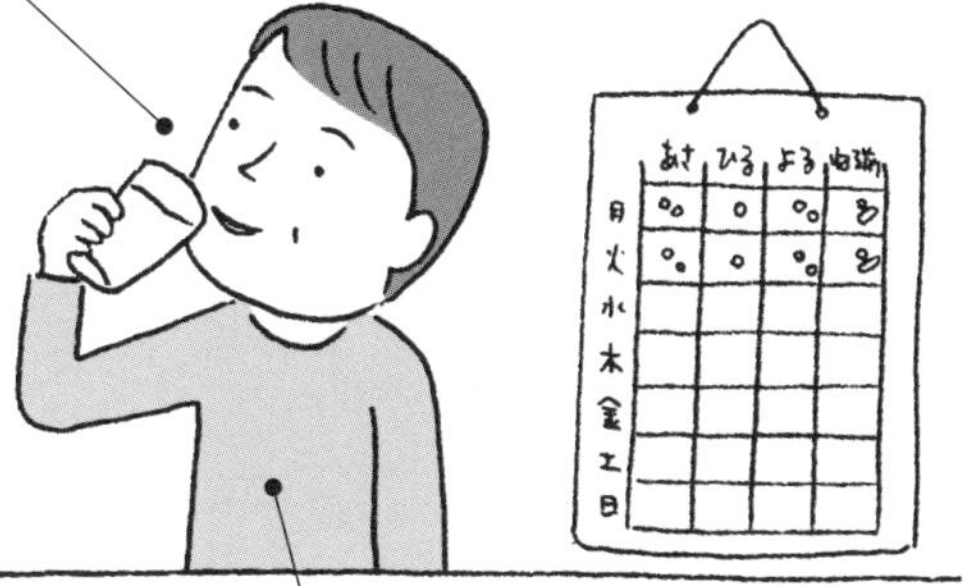

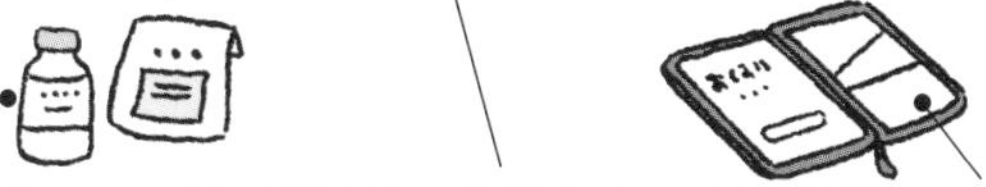

❷ 市販薬を処方薬と併用したいときは、事前に医師に相談する。

❸ 服用後、異常な症状がみられたら、服用を中断して医師に相談する。

❹ 複数の医療機関から薬をもらうときは、必ず薬の使用歴を報告する。

二重チェックでのみ忘れ・のみ間違いを防ぐ

薬をもらったらまず、１回分の服用量と服用時間を確認。

1 仕分け　お薬カレンダーや、一包化サービスを利用

お薬カレンダーを活用し、薬を１回分ごとに仕分けしておく。１回分ごとに薬を小分け（一包化）して処方してくれる薬局もある。

2 記録　服用するたびにチェックを忘れずに

服薬するごとにチェックをつける習慣を。カレンダー、自作のチェック表、おくすり手帳などに○印を記入するなどして記録していく。

★薬の保管方法—高温・多湿・直射日光を避け、薬以外と区別して保管する。

定期検査を節目に、健康管理を進める

退院後、緊急時の対応と手続きをおさらい

退院後、急な体調不良が起こったら、すみやかに医療機関を受診します。

緊急の場合に備えて、診察券や健康保険証、おくすり手帳などは、わかりやすい場所に保管しておきます。とり出しやすい引き出しなどに入れ、置き場所を家族や周囲の人と共有します。

また、緊急連絡先や主治医の名前などをメモしたものを、冷蔵庫など家族や周囲の人もよく目にするところに貼っておくと安心です。

胃がんの手術後、自宅に戻って緊急の事態を要するもののひとつは、ダンピング症候群（P38〜）です。食事中や食後に血糖値が急激に下がり、気を失うことがあります。もうひとつは、腸閉塞（P35）です。突然、激しい腹痛や嘔《おう》吐《と》が起こります。このような場合は、至急、受診してください。

がんの治療と経過をかかりつけ医に報告する

がんの治療とは別に、かぜを引いたときや持病の通院で日常的に

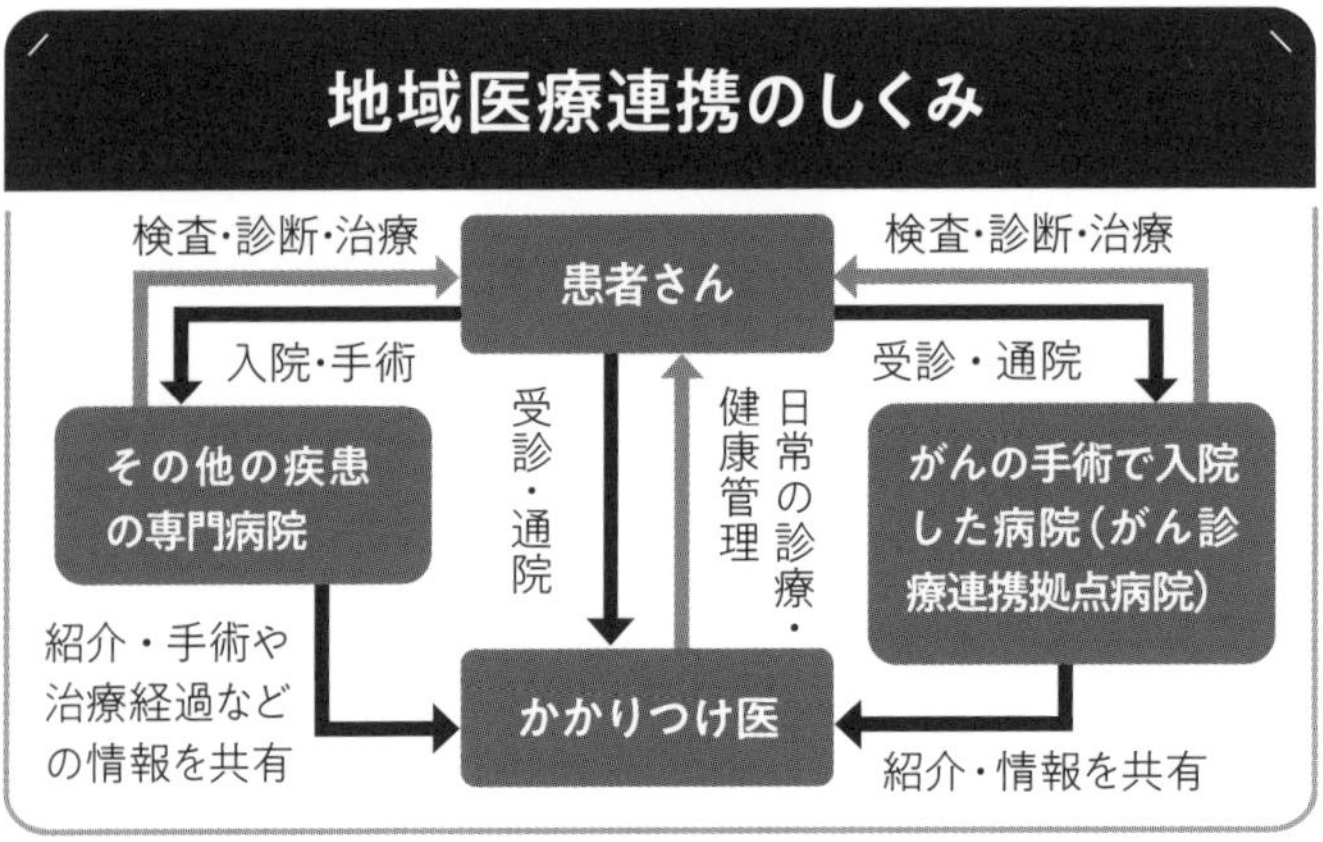

受診することができる「かかりつけ医」をもっておくと、なにかと安心です。

普段の体調をよく把握してくれているので、全身の健康管理を相談するうえで頼りになります。胃がん以外に持病がある場合も相談しやすいので、自宅の近くにかかりつけの医師をもっておくといいでしょう。

既にかかりつけ医がいる場合は、胃がんでどんな手術を受けたのか、治療内容とその後の経過を報告しておきましょう。

また、手術後に受けた、あるいは現在受けている抗がん剤治療についても、自分にわかる範囲で話しておきましょう。

かかりつけ医に病歴を把握してもらっておけば、手術後の健康管理についても適切なアドバイスが受けやすくなります。

また、近年は、専門的な治療を行う病院とかかりつけ医が連携して、患者さんの診療にあたる「地域医療連携」（右図参照）のしくみが整いつつあります。

これは、地域連携クリティカルパス（P55）を活用し、年1～2回の専門的な検査や診察を手術を受けた病院で受け、経過はかかりつけ医のもとでみてもらうことができるしくみです。

かかりつけ医が決まっていない

先生、教えて

Q&A

避難グッズに何を入れておくべき？

災害時は医療機関の診療情報が失われる可能性があります。継続して治療が受けられるよう、診療情報をまとめたメモを入れておいてください。医療機関名、診療科名、担当医の名前、連絡先、病名、治療経過、アレルギーの有無を記します。化学療法を受けている人は、抗がん剤の名前、治療日、血液型、血液検査の結果もあるとベストです。おくすり手帳のコピーも入れておきます。

体力が低下していて感染しやすいので、マスク、消毒液、体温計、ペーパータオルなどの衛生用品も必要です。

患者さんに対しては、地域の連携病院が紹介されます。

このしくみは、厚生労働省が普及をすすめ、現在半数ほどの医療機関が導入しています。自分が手術を受けた病院が、地域医療連携に対応しているかどうかたずねてみるとよいでしょう。

こうした病院間のネットワークにより、全国どこでも、同じ治療方針に基づいた均質な診療が受けられるのは、患者さんにとって大きなメリットです。

定期検査日を区切りに体力回復の目標を設定

退院時には、手術後の経過観察に必要な定期検査などについて、医師から説明があります。その後は定期的に通院することになりますが、この検査通院が日常の健康管理を進めるうえで重要な節目になります。

体調の変化や後遺症、術後の化学療法を受けている場合は副作用など、気になる症状があれば診察時に報告し、対処法を相談します。検査結果などはそのつど詳しく確認し、担当医から日常生活の注意点について説明を受けたら内容をメモに書きとめておきましょう。

検査日を区切りとし、体力回復の目標を設定したり、医師に相談したいことを整理したりすると、健康管理もしやすくなります。

週に1回体重を量り体力回復の目安にする

胃の手術後は食事量が減るため、やせてくるものです。退院後の回復が順調なら食べられる量が増えて、体重も徐々に増えはじめます。週に1回ぐらい自分で体重を量ることを習慣にしましょう。回復の程度を知るひとつの目安になり、術後の健康管理に役立ちます。

●やせても気にしすぎない

しかし、体重が増えないからといって、あまり神経質になる必要はありません。もともと太りぎみだった人は、栄養バランスに注意しながら、以前より減少した体重をキープしたほうがむしろ健康的といえます。

ただし、食欲が極度に低下し、疲れやすい、だるいなどの症状をともない、体重減少に歯止めがかからない場合は、何らかの病的原因も考えられます。早めに医師の診断を受けてください。

退院後の健康管理の心得

普段は体調の変化に気を配りながら自己管理を。定期検査では、日ごろの不安や疑問を医師に伝えて解消する。

定期検査

体調の変化や後遺症があれば相談する。

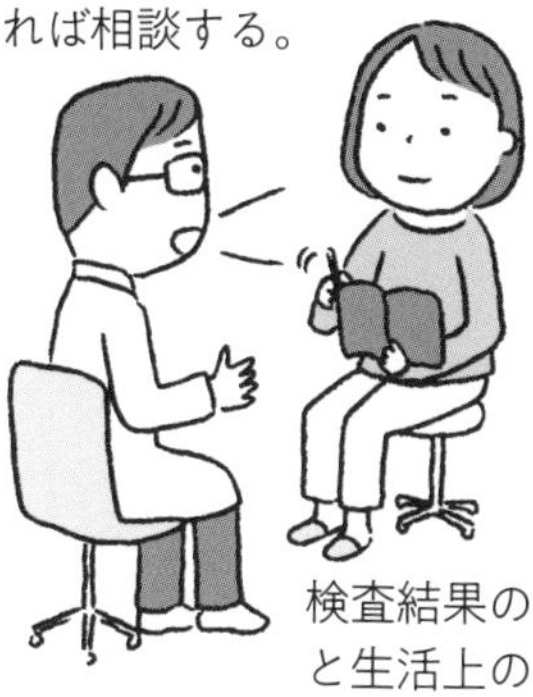

検査結果の説明と生活上の注意を記録しておく。

＼ **備えておこう** ／

画像検査などの予定がある場合は、食事制限などの指示を守る。

自宅での健康管理

医師に聞きたいことがあれば、前もって整理しておく。

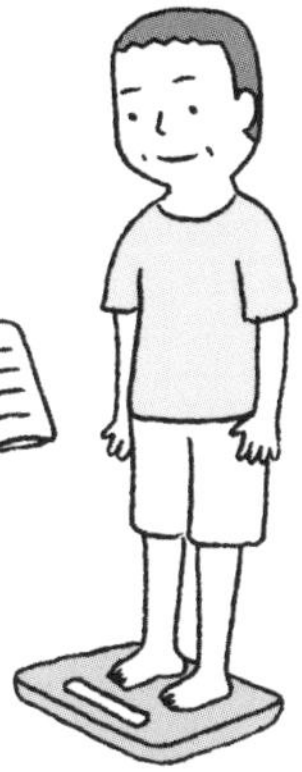

週に１回は体重を測定し、回復の目安とする。

＼ **備えておこう** ／

診察券、健康保険証、おくすり手帳はいつもセットにしておく。

＼先生、教えて／

Q&A

術後どれくらいで海外旅行できる？

手術後の経過が良好で、お腹の傷がよくなり、体力も回復しているなら、計画してもよいでしょう。ただ、化学療法中で通院が必要な人は、まだ長期間の旅行は控えましょう。

旅行先で具合が悪くなったときのために、あらかじめ必要な薬の処方を受け、携帯しましょう。また、受診が必要になったときに備え、英語の紹介状を医師に書いてもらっておくと安心です。

家族は注意点だけおさえ、肩の力をぬく

世話を焼きすぎず、なるべく本人にまかせる

退院後の患者さんに対しては、家族はできるだけ入院前と同じように接しましょう。

極端な体力低下や体調不良がない限り、患者さんの身のまわりのことは、なるべく本人にまかせるようにします。世話を焼きすぎて体を動かさずにすごさせるよりも、そのほうが回復を早めることにつながります。

退院の際、患者さんの家族に対しても、病院側から生活面の注意について説明が行われます。

胃の手術後、最も配慮が必要になるのは食事に関することです。たとえば、おかゆから普通の食事に戻っても、油断するとダンピング症候群（P38～）などの後遺症を引き起こすことがあります。不快な症状をおさえるため、食事は少量ずつ回数を多くする必要があるなど、基本的なことは理解しておきたいものです。

また、排泄の状態が以前と異なり、下痢や便秘を起こしやすくなります。とはいえ、「食事は栄養バランスがよく、消化のよいものを」などの原則をおさえるほかは、大らかにかまえましょう。家族があまり神経質になりすぎないことも大切です。

サポートに尽力しすぎて疲れてしまう人が多い

家族の協力は、自宅療養の大きな助けになりますが、やはり患者さん本人が回復にむけて自己管理に努めることが大切です。家族といえども、過干渉にならないよう、適度な距離感を保つようにしましょう。

家族が仕事をもっている場合は、

無理のない範囲で患者さんをサポートしてください。患者さんの世話にエネルギーを使いすぎ、心身ともに疲れてしまうことが多いものです。

食事についても、すべて面倒をみなくてはと、家族が気負いすぎる必要はありません。つくりおきした料理を小分けにして電子レンジで温めたり、簡単なものはつくってもらったりするなどして、患者さんが自分でできることは本人にまかせます。

どうしても介護が必要な場合は、介護保険のサービス（P125）など公的な支援を利用する手もあります。地域包括支援センター（P10、124〜）では、介護保険申請のサポートを行っているので、ぜひ活用してください。

療養生活の支え方

患者さんとその家族を支える3か条

❶ 患者さんの意思を理解し受けとめる

自分の思いを強要せず、患者さん本人の意思を尊重する。不安や落ちこみは受けとめる。

❷ 病気への理解を深める

不安を減らし、現実的な見通しをたてるために、病気や治療について、適切な情報を得る。

❸ 支える人も自身の体調に気をつける

がん治療にはある程度の期間が必要。支える側も自身の心身をいたわり、生活を整える。

つい言ってしまいがちなNGワード

「そんなに落ちこまないで」

➡ まずは本人の不安を受けとめる

患者さんの話をよく聞き、不安や落ちこみを受けとめ、共感する。

「大丈夫？　私がやるよ」

➡ 世話を焼きすぎるのはNG

患者さん自身ができることは、できるだけ本人にまかせる。

「私が支えなきゃ……」

➡ ひとりですべてやろうとしない

何もかも面倒をみようと気負いすぎない。肩の力をぬいて接する。

「〇〇さんはこれで回復したみたい」

➡ 他の人のケースをあてはめない

回復した人の体験記は有益な情報だが、本人にあてはめず、参考程度に。

定期検査を忘れないよう家族が声をかける

胃がんの手術後は、少なくとも5年間は定期検査を受け、健康チェックをすることが望まれます。体調が回復し体重が増えてくると、患者さん自身はつい安心して、受診を忘れてしまうケースもみられます。

そんなときは、家族が積極的に声をかけるなどして、受診を怠らないように協力します。

家庭内で家族がよく目にするカレンダーに、受診日がわかるよう印をつけておくのもよいでしょう。

再発や転移を心配するあまり患者さんが受診をいやがったり、精神状態が不安定になったりするケースもあるようです。そのような場合は、家族がすみやかに主治医に連絡し、受診に付き添うようにします。

在宅介護が必要なら公的サービスの活用も

在宅介護が必要な場合、65歳以上（末期がんなど特定疾病の場合は40歳以上）の人は、**介護保険**が利用できます。

介護保険は介護が必要な人とその家族を社会全体で支援する制度で、40歳以上の国民すべてが加入する社会保険です。

介護保険を利用するには、市区町村の役所に申請する必要があります。申請時は、**地域包括支援センター**（P10）を頼るといいでしょう。申請用の書類作成や、ケアプランを提案する**ケアマネジャー**の選定まで、一貫したサポートが受けられます。介護保険を申請すると、個々に介護の必要度の判定が行われ、その認定度（5段階）に応じ、保険適用される介護サービスの利用限度額が決定されます。

要介護認定を受けると、さまざまな介護サービスの利用料に介護保険が適用され（左図参照）、介護を受ける側が支払う利用料は実際の金額の1～3割ですみます。

申請から認定・介護サービスの利用までに1か月以上を要しますが、長期療養が必要な場合はこの制度が役立ちます。

ほかにも、身体障害者手帳の交付を受けている人は、その規定に応じて福祉サービスを受けられる場合があります。確認してみるとよいでしょう。

介護保険申請の流れと利用できるサービス

▼介護サービスを受けるまで

地域包括支援センター*1を頼り申請を。
サービス開始までは30日ほどかかる。

1. 申請	市区町村に要介護認定を申請する。
2. 調査	どの程度の介護が必要なのか、市区町村の調査員の訪問調査を受け、本人の状態をはかる。
3. 認定	要介護認定の結果が通知される。要介護または要支援の場合、段階に応じたサービスを受ける。
4. ケアプラン作成	どのような介護サービスを受けるか、ケアマネジャーとともに計画をたてる。
5. 契約・サービス開始	実際に介護サービスを提供する事業者と契約をする。

＊1 都道府県別 地域包括支援センターの一覧：https://www.mlit.go.jp/common/001220449.pdf

▼利用できるサービスの例

自宅で受ける	訪問介護*2	ホームヘルパーが日常生活をサポート。	施設に通う	通所介護（デイサービス）*2	介護施設に通い、介護サービスを受ける。
自宅で受ける	訪問看護	看護師が訪問し医療的な処置を行う。	施設に通う	通所リハビリテーション	介護施設に通い、リハビリを受ける。
自宅で受ける	訪問リハビリテーション	理学療法士などが機能回復訓練を行う。	施設に入る	短期入所生活介護（ショートステイ）	介護施設に一時的に入所。
自宅で受ける	居宅療養管理指導	通院困難な人を医師などが訪問。	その他	福祉用具貸与	介護に必要な用具のレンタル費を補助。
自宅で受ける	夜間対応型訪問介護*2	必要に応じて夜間の在宅ケアを受ける。	その他	住宅改修	介護に必要な住宅改修の費用を補助。

＊2 基本的には、要支援の人はサービス対象外。

合併症がある場合などは在宅医療行為を検討

手術後の容体によっては在宅医療行為が必要なこともあります。

在宅医療行為とは、たんや食べたものをつまらせたときの吸引機の使用、呼吸困難時の酸素吸入、排尿困難があるときの導尿、口から食事がとれない場合の経管栄養などです。胃がん手術後の患者さんで高齢の人や合併症がある人などは、これらの処置が必要なことがあります。

在宅医療行為は、本来は医師や看護師が行うものですが、家族には在宅医療行為の一部が認められています。必ず医師や看護師の指導を受け、よく理解して在宅医療行為を行いましょう。機器の扱い

さまざまな職種と連携する在宅医療

ケアマネジャーを中心に、さまざまな職種が連携し在宅医療を進める。
不安な点は、すぐに各専門家に質問・相談するとよい。

●ケアマネジャー
ケアプランを作成し、介護サービス事業者の手配や調整を行う。

●ホームヘルパー
利用者の自宅を訪問し、入浴や排泄、食事、移動などの日常生活の援助を行う。

●介護福祉士
介護の専門知識と技術をもち、介護サービスを行う。介護者への介護指導も行う。

●医療ソーシャルワーカー
退院前に関係職種と連携をとり、在宅医療への移行を援助。

●医師
診療、健康管理を行う。主治医は、介護サービスの指示書を作成する。

●看護職員
療養上の生活援助や、点滴、注射、たんの吸引など診療の補助を行う。

●リハビリの専門家
理学療法士、作業療法士、言語聴覚士などがリハビリを行う。

●薬剤師
調剤や服薬指導、また薬による副作用の確認を行う。

●歯科医師
歯科治療や口腔ケア、また噛む力や飲みこむ力の評価やリハビリを指導する。

などでわからないことがあれば、積極的に医師や看護師に相談し、緊急の場合にはすぐに連絡をとれるようにしておきます。

情報にふりまわされず、患者さんのよき理解者に

在宅医療行為や食事の用意など、家族が協力できることはさまざまです。通常、退院前に医師や看護師から患者さんの家族に対し、療養生活のアドバイスが行われますが、よりよい対応をしようと本やインターネットなどで調べる人も少なくないようです。

がんの治療については現在、調べれば調べるほど多様な情報を得ることができますが、あまり情報にふりまわされないことが大切です。たとえばインターネット上で、ある胃切除後の患者さんの体験談を読み、「こういう食事法がいいらしい」と思っても、患者さんにおしつけるのは禁物です。体験談はあくまでも一個人のものです。他の患者さんにあてはまるとは限りません。

情報収集も大切ですが、患者さんの様子をよく観察し、話を聞いて本人の思いをくみとることを第一に考えましょう。家族が最も身近なよき理解者となれば、患者さんも心強いはずです。

家族だけで抱えこまず、ときには第三者を頼る

在宅療養中の患者さんと接する時間が多くなると、たとえ家族でも、その時間がストレスになることがあります。そんなときは積極的にストレスを発散しましょう。ケアの合間にリラックスタイムを設けたり、電話で友人と話したり、お茶を飲んだりするのもいいでしょう。

患者さんが要介護認定（→P124）を受けている場合、保険適用内で介護ヘルパーやホームヘルパーなどの手助けを得ることができます。このような方法で、ときには患者さんから少し距離をおき、外出するなどして自由な時間をすごすことも大切です。

また、全国にある胃がん患者さんの会は、患者さんの家族にとっても重要な情報交換と交流の場になっています。家族で介護ストレスを抱えこまないための相談相手として、患者さんの会に参加し、交流を深めるとよいでしょう。

コラム

いま不安でもいずれ前向きに取り組める。自分の中の限界サインは無視しない

●不安や落ちこみは全員が経験する

がんは体だけでなく、心にとっても大きなストレスとなります。ストレスによる心の反応は「ショック・混乱」「不安・落ちこみ」「再適応」の3つの時期があることが知られています。

がんを告知されたときは、誰もが頭が真っ白になるような強いショックを受けます。宣告を否定したい気持ちや、絶望感が入り混じり、混乱に陥ります。

次いで、今後の人生に対する不安を感じ、ひどく落ちこみます。「どうして自分だけが」という怒りや、「まわりの人とは違う」という疎外感を感じたりします。「眠れない、食欲がない、疲れやすい」など、体の症状があらわれる人もいます。

それでも、しばらくすると、もともと人間に備わっている適応力が働き、病気のことを調べたり、職場との調整をはじめたり、治療に前向きに取り組めるようになります。おおよそ2週間で、このような再適応の状態にたどりつくといわれています。

●落ちこみが2週間以上続くなら注意

再適応の状態をむかえても、ときには不安を感じたり、気持ちが落ちこんだりするのは当然のことです。生活や体調のささいな変化、まわりの人の対応にも、気持ちが不安定になることは誰にでもあるものです。ただし、不安や落ちこみがひどく、長引くときは注意が必要です。

□眠れない　□イライラする
□心配事が頭から離れない
□食欲が出ない　□やる気が出ない

以上のような症状が2週間以上続き、日常生活に支障が出ている場合は、専門家に助けてもらいましょう。精神科で適切な薬を処方してもらうのは、決して特別なことではありません。ひとりで苦しまず医療スタッフに相談してみましょう。

第5章

再発・転移への備えと治療法

残ったがん細胞が成長し、再発を起こす

目に見えないがん細胞が成長することで再発する

胃がんの手術では、がん細胞が潜んでいる危険性がある周囲のリンパ節も切除します。また手術後に化学療法を行って、残っている可能性のあるがん細胞を退治します。

しかし、内視鏡的切除術や手術で、肉眼的に見えるがんをすべて切除したように見えても、目に見えないがん細胞をとり残していることがあります。

その生き残ったがん細胞が、時間の経過とともに大きくなり、検査で確認されるのが再発です。

再発のほとんどが他の臓器への転移

胃がんの再発には、**局所再発**と**遠隔転移再発**の2種類があります。

がん細胞は、胃の周囲にしみこむようにして広がる「浸潤《しんじゅん》」を起こし増殖します。

局所再発とは、手術した胃の周辺に残っていたがん細胞が浸潤し、胃があった部位の近くに再びがんが発生することです。

これに対して遠隔転移再発は、体内の離れた臓器にがんが発生します。手術時すでに血管やリンパ管に侵入し、離れた臓器に運ばれていたがん細胞が、時間の経過で大きくなり、そこで新たな病巣をつくります。

胃がんの再発で多いのは遠隔転移によるもので、転移のしかたは3つに分けられます。

①がん細胞が血流に乗って転移した場合を「**血行性転移**」、②リンパ管を通って転移した場合を「**リンパ行性転移**」、③種が周囲にまき散らされたように広がった場合を「**腹膜播種《はしゅ》**」と呼びます。

胃がんの再発が起こるしくみ

再発は、手術で目に見えないがん細胞をとりきれなかったことや、手術前すでに体内に広がっていたがん細胞が大きくなることで起こる。

ケース❶ 局所再発

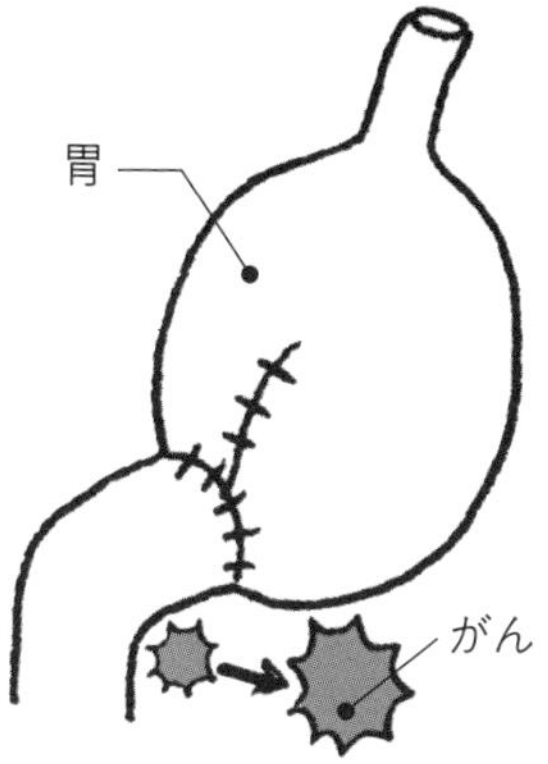

とりきれなかったがん細胞が、残った胃の周囲で大きくなる。

ケース❷ 遠隔転移再発

がん細胞が体内の離れた臓器に移動し、そこで大きくなる。

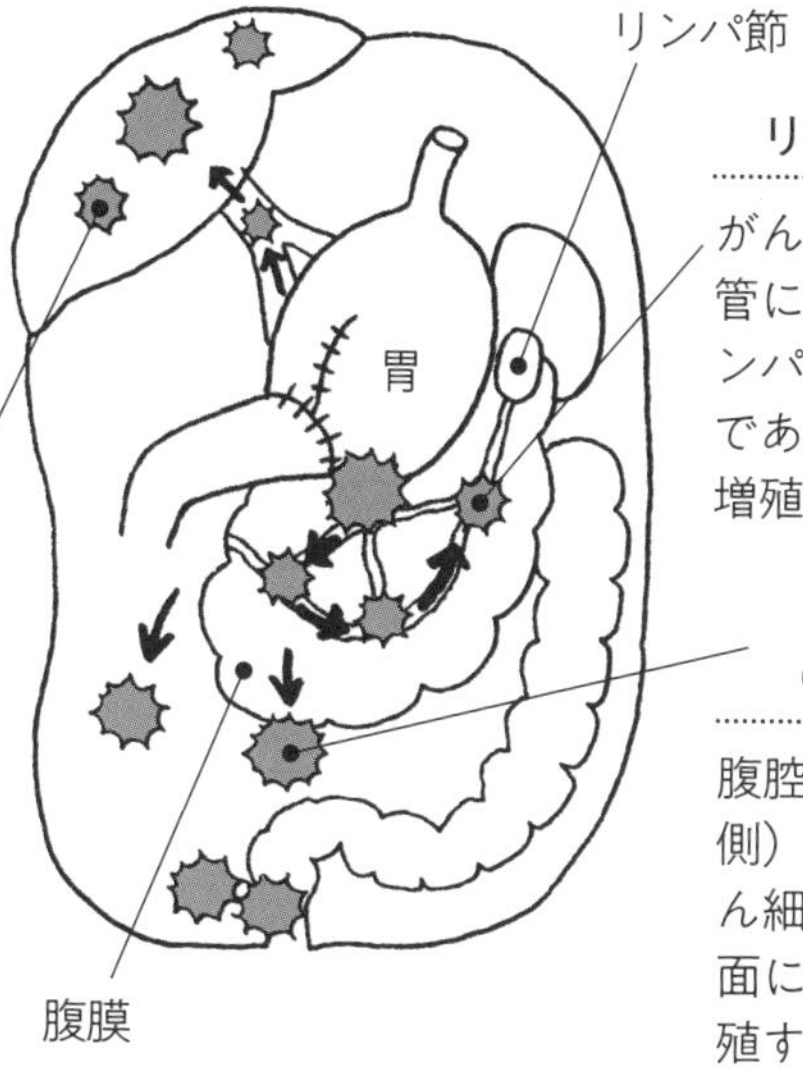

リンパ節再発

がん細胞がリンパ管に入りこみ、リンパ管の中継地点であるリンパ節で増殖する。

血行性再発

がん細胞が血液中に入りこみ、遠くの臓器に流れついて増殖する。

腹膜再発（腹膜播種）

腹腔内（腹腔の内側）にこぼれたがん細胞が、腸の表面に散らばって増殖する。

血行性転移は 高確率で肝臓に発生する

胃がんの血行性転移とは、がん細胞が血管の中に入りこみ、血液の流れに乗って遠くの臓器に運ばれ、そこで増殖するものです。

胃や腸、胆嚢《たんのう》、膵臓《すいぞう》など腹部にある臓器の血液は、肝臓を経由して心臓や肺に流れていきます。

このため、胃や大腸など消化管にできたがんの血行性転移の場合、肝臓に発生する頻度が高くなっています。

他にも、循環した全身の血液が戻ってくる肺や、多量の血液が集まる脳に転移するケースがみられます。

部位別の症状の起こり方は、P142～を参照してください。

リンパ行性転移は 胃の近くから始まる

がん細胞がリンパ管の中に入りこみ、リンパ液とともにリンパ節に運ばれて増殖するのがリンパ節転移です。

リンパ節は、多くの臓器にはり巡らされたリンパ管の要所要所にあり、リンパ液に混じって侵入してきた細菌などの有害物質を攻撃する役目を担っています。

胃に近いリンパ節から起こりやすく、順に離れたリンパ節へと転移していきます。

胃の近くのリンパ節の多くは、手術で切除しますが、とりきれなかったがん細胞が大きくなり、再発します。

通常、リンパ節に再発しても体外から触ることはできませんが、体の表面に近い場所に転移が起きたときは、しこりとして触れることがあります（P144～）。

手術後の再発で 最も多い腹膜播種

胃がんの再発のなかで最も頻度が高く、恐れられているのが腹膜再発（腹膜播種《はしゅ》）です。

手術時、すでに腹膜表面にこぼれているがんが、手術後だんだんと大きくなり、再発を起こします。

がんが進行して胃の外側の膜を破ると、畑に種をまくようにがん細胞が腹腔内に散らばって広がっていきます。

腹膜は腹部臓器の表面や、腹壁の内側、腸の壁を覆っている膜です。大腸や小腸の表面の腹膜に転移したがんが大きくなると腸管が圧迫され食物の通過に支障が生じ、腸閉塞（P35）を引き起こします。また、腹腔内でがん細胞の増殖が進むと、腹水がたまって、腹痛や呼吸困難などの症状があらわれることがあります（P142～）。

腹膜播種に対する治療は手術では難しいため、抗がん剤による化学療法が中心となります。しかし、腹腔内のがん細胞には抗がん剤も届きにくいために、なかなかよい結果を得られないのが現状です。

再手術では完治が難しく薬物療法が中心に

再発の多くは3年以内に発見されており、5年を経過すると再発率は格段に低くなります。したがって、5年以上再発がなければ、治癒した可能性が高いとみなすことができます。

胃がんは、早期に治療すれば再発しにくく、進行するほど再発しやすくなります。再発した場合は、あちこちの部位に重複してあらわれたり、同じ臓器に多発したりすることが多いので、再手術を行っても完全にとりのぞくのは難しくなります。

ただし、肝臓に1個だけ再発巣が発見されたときなど、特殊な条件下では、手術でその部分を摘出すれば完治する可能性があります。

しかし、広範囲に転移が見つかった場合には、抗がん剤治療や免疫療法などの薬物療法（P150～）が中心となります。以前は、再発胃がんはほとんど完治を望めませんでしたが、免疫チェックポイン

先生、教えて

Q&A

再発と言われ何もする気になりません

再発と聞き、不安や恐れ、気分の落ちこみを感じ、何もする気になれなくなるのは自然な反応です（P128）。

不安をやわらげ、これからのことを考えるには、誰かと話しながら気持ちを整理するのが近道になるでしょう。

ひとりで悩みを抱えこまず、家族、友人、主治医や看護師、がん相談センターの職員などの手を借りましょう。

ト阻害剤（P9、151）の登場により、完治が望めるケースもみられるようになりました。

進行度によって再発・転移の頻度が違う

胃がんの予後を左右する因子は、がんの深達度（Tumor〝腫瘍〟）、リンパ節転移の程度（Nodes〝節〟）、肝臓や腹膜への転移の有無（Metastasis〝転移〟）などです。

これらの因子を組み合わせて進行度（病期／ステージ）が決まります。病期が進むほど再発・転移が起こる確率も高くなるなど、予後が悪化します。

通常、胃がんの予後は5年後に何％の人が生存しているかで表します。たとえば、ステージⅠの5年生存率は95％以上と高いですが、ステージⅣになると生存率は10％未満と低く、5年経過するうちに90％以上の人が、死亡していることになります。

しかし、最近は抗がん剤などの術後補助化学療法（P48～）によって、再発がおさえられるケースも増えています。

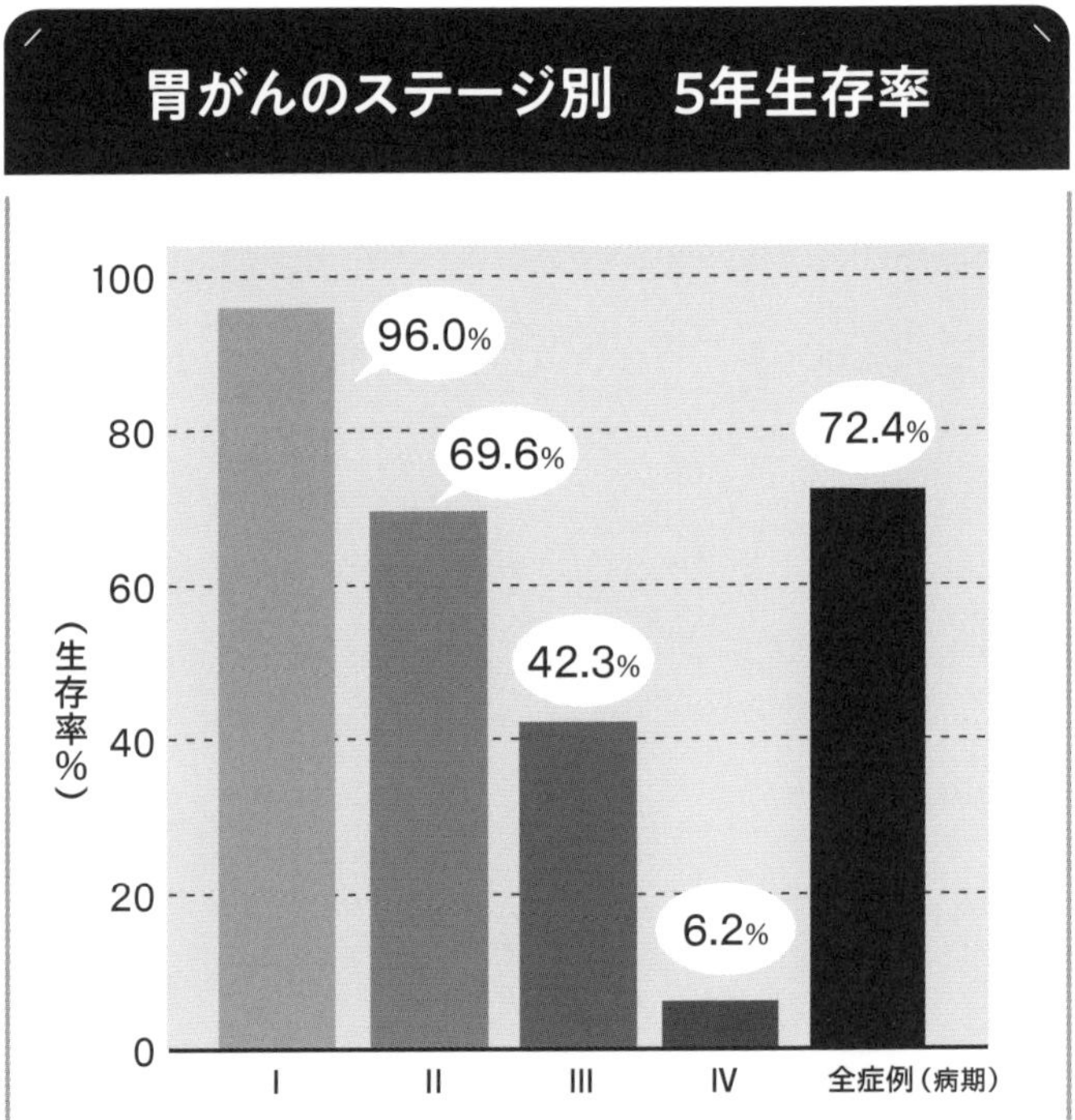

出典「がんの統計2023」公益財団法人　がん研究振興財団より作成

5年生存率とはがんと診断されてから5年経過した時点で生存している割合のこと。5年を過ぎて再発する例はまれ。5年生存率＝治《ち》癒《ゆ》率《りつ》とおおよそ考えてよい。

胃がんのステージ分類

がんの進行度（ステージ）は、がんの深さ（T）・リンパ節転移の程度（N）・遠隔転移の有無（M）の３つによって決定される。

遠隔転移	なし（M0）					あり（M1）
リンパ節転移の個数／深達度	なし（N0）	1～2個（N1）	3～6個（N2）	7～15個（N3a）	16個以上（N3b）	有無に関わらず
T1a / T1b 胃の粘膜層～粘膜下層にとどまる	ステージⅠA	ステージⅠB	ステージⅡA	ステージⅡB	ステージⅢB	ステージⅣ
T2 胃の固有筋層に達する	ステージⅠB	ステージⅡA	ステージⅡB	ステージⅢA	ステージⅢB	
T3 胃の漿《しょう》膜下組織にとどまる	ステージⅡA	ステージⅡB	ステージⅢA	ステージⅢB	ステージⅢC	
T4a 漿膜を超え胃の表面に出ている	ステージⅡB	ステージⅢA	ステージⅢA	ステージⅢB	ステージⅢC	
T4b 隣接する臓器に広がっている	ステージⅢA	ステージⅢB	ステージⅢB	ステージⅢC	ステージⅢC	

出典『胃癌取扱い規約　第15版』（金原出版）より作成

【胃がんの深さの分類】

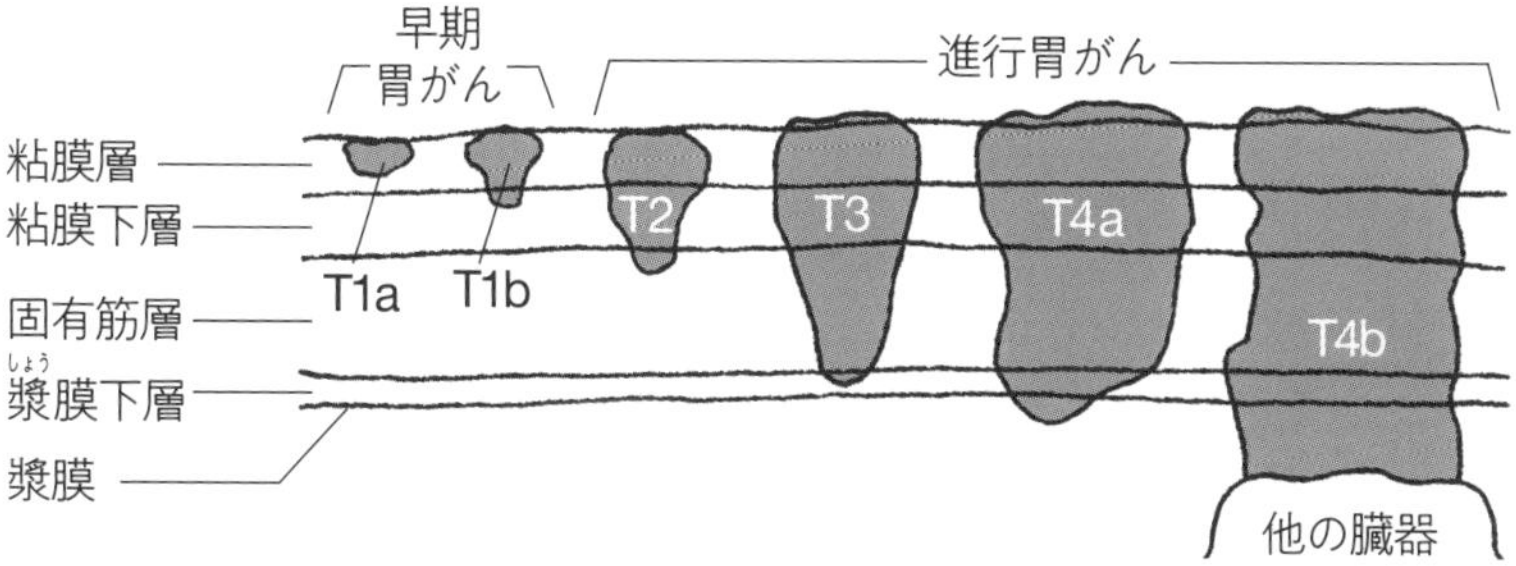

再発の発見には、定期検査が有用

手術後は定期検査で健康管理

手術でがんを切除しても、目に見えないがん細胞が体内のどこかに残っていると、再発する可能性があります。最初に見つかったがんの病期が進んでいるほど、再発の可能性は高くなります。

手術後に定期的に検査を受けることで、比較的早期に再発を発見できます。

たとえば、無症状の段階で再発が発見されれば、治癒は難しいながらも、化学療法による延命効果が期待できる場合もあります。また、ごくまれに、無症状の段階で肝転移再発やリンパ節再発などが発見されることがあり、手術で治癒が見こめるケースもあります。

さらに、いつ再発するかわからない不安を抱える患者さんにとっては、定期検査で医師から「異常なし」という〝おすみつき〟をもらえることが、心理的な負担を軽くしてくれます。

では、手術後の定期検査のデメリットはゼロなのかというと、そんなことはありません。胃がんでは、画像検査で見える範囲より、実際はもっとがんが広がっていることがほとんどです。そのため、治療を受けても治癒《ちゆ》が困難な場合が多いのが現状です。

治療が無効かもしれない再発を早く発見することで、心身ともに不安定な期間が長くなってしまうこともあるかもしれません。

ただし早期に発見できたことにより、体力のある期間が多く残されていれば、その後を有意義にすごすことができるとも考えられます。行きたいところややりたいことに積極的にチャレンジするのもいいでしょう。

定期検査は手術後5年間

胃がんの再発は、ほとんどの場合、5年以内に起こり、多くは3年以内に発見されます。定期検査も手術後5年間継続することが原則です。定期検査のスケジュールは、がんのステージや手術の大きさによって異なります。

早期胃がんでリンパ節転移もなかった症例では、再発の確率は極めて低いと考えられます。1年に一度、診察を受けて、手術後の体調などを相談する程度で十分でしょう。

一方、ステージⅡまたはⅢの患者さんは、半年ごとのCT検査や腹部超音波（エコー）検査、腫瘍マーカー検査などが行われます。また、術後は多くの場合、補助化学療法が1年間行われるので、これに合わせた通院も必要です。

気になる症状を相談
問診・診察

まず行われるのが、問診や診察です。一般の外来受診と同様に、担当医が患者さんを診察し、最近の体調、食事の量と回数、後遺症で困っていることがないかなどを問診します。

また、問診とあわせてお腹を軽くおすなどして触診し、腹部に異常なふくらみやしこりがないか、確認することもあります。頸部のリンパ節なども同じように触診し、しこりの有無を調べます。

患者さんは、体調や体重の変化を報告しておきましょう。また、気

胃がん術後に行われる検査

よく行われる検査 P137～	再発が疑われる場合 追加する検査 P140～
●問診・診察 ●腫瘍マーカー	骨転移を調べる ●骨シンチグラフィ検査
●CT検査	がんの活動状態を調べる ●PET-CT
●腹部超音波（エコー）検査	腹膜転移を調べる ●注腸X線造影
●胃内視鏡検査 ●胸部X線検査	

になることがあれば、遠慮なく担当医に相談してください。

再発・転移の判断材料に

腫瘍マーカー判定

体のなかにがんができると、血液中に、特定のたんぱく質や酵素、ホルモンなどが増加することがあります。これらはがん細胞によってつくられる物質で、がんを見つける目印になることから、「腫瘍《しゅよう》マーカー」と呼ばれています。

血液を採取して、腫瘍マーカーの血中濃度が基準値より高い場合は「陽性」です。がんの再発・転移の可能性があります。

ただし、腫瘍マーカーの数値が高いからといって、必ずしも体内にがん細胞が存在するとは限りません。もともと特定の腫瘍マーカーの値が高い人もいれば、がん以外の病気で、腫瘍マーカーの数値が上昇することもあるからです。

反対に、がんが存在していても、数値が上がらないこともあります。がんが大きくなるか転移が広がって、がんがつくり出す物質が血液中に相当量が流れこまないと、数値は上昇しないからです。

したがって、腫瘍マーカーの数値だけで、再発を確定することはできません。おもに手術や抗がん剤治療の効果を知る指標として利用されており、その数値が上昇すれば再発を疑うひとつの判断材料になります。

また、腫瘍マーカーが陽性でも、どこにがんがあるのかまでは特定できません。がんの場所や大きさを調べるには画像検査が必要です。

胃がんに特有の腫瘍マーカーはなく、ＣＥＡやＣＡ19-9という腫瘍マーカーを調べるのが一般的です。腹膜転移が疑われる場合は、

胃がんの再発診断に役立つ腫瘍マーカー

種類	基準値
CEA（がん胎児性抗原）	5ng/ml以下（CLIA法）
CA19-9（糖鎖抗原19-9）	37U/ml以下（IRMA法）

基準値より高い場合、がんの再発を疑う。

＊基準値は測定法によって異なる

ＣＡ125という腫瘍マーカーを調べることもあります。

胃がんでは多くの場合、術前の腫瘍マーカーは基準値内で、術後に再発したときに初めて上昇します。術前から腫瘍マーカーが高い場合は、手術後に正常値であることを確認します。

もし、手術後も高い数値が続く場合は、がんがまだ体内に残っている可能性があります。手術後に一度正常値となり、経過観察中に上昇してきた場合は、再発が疑われます。

ＣＴ検査

肺・肝臓・リンパ節への転移を確認

ＣＴ（コンピュータ断層撮影）検査は、体の周囲からＸ線を照射し、そのデータをコンピュータで解析して画像化するものです。臓器やその周辺をミリ単位の断面像として、観察することができます。

この検査は、リンパ節や肺、肝臓への転移を調べるのに有効です。がんのできた場所だけでなく、がんの数や大きさなども確認できます。腹水の有無もよくわかり、腹膜播種《はしゅ》（Ｐ130～）の発見につながるケースもあります。

また、がんの疑いがある個所が見つかった場合は、生検（ＣＴガイド下生検）を併用して診断を確定することも可能です。

ＣＴを進化させたヘリカルＣＴやマルチスライスＣＴでは、短時間でより多くの画像を撮影することが可能です。これらにより、臓器や血管の高精度の三次元画像を得られます。

腹部超音波検査

ＣＴ検査と使い分ける

超音波を発信する器具（プローブ）を体の表面にあて、臓器から反射してきた超音波を画像化する検査です。Ｘ線を用いるＣＴなどと異なり、人体への悪影響がなく、簡便なのが利点です。とくに再発のリスクが低い人に対しては、ＣＴ検査による体への負担を避けるために、超音波検査と使い分けながら、経過を観察します。

この腹部超音波（エコー）検査は肝臓や胆嚢《たんのう》、膵臓など腹腔内臓器の診断に有効です。胃がんの手術後は、おもに肝転移を調べるために行われます。

肝臓の状態や病変の数に加えて、病変ががんなのか良性腫瘍なのか、見当をつけることもできます。また、腹水の有無もわかります。ただし、腸管内にガスがあると、良好な画像が得られないのが難点です。

食道・残胃にがんがないか確認
胃内視鏡検査

　口から胃に内視鏡を入れて、胃の中の様子をモニターに映し出して、観察する検査です。食道や手術後の残った胃（残胃）に、がんがないかどうかを確認します。異常があれば、その箇所の一部を採取して顕微鏡で観察する「生検」もあわせて行い、がん細胞の有無を調べます。

　残胃にがんが生じるのは、２つのケースがあります。ひとつは初めの手術で切りはなした断端にがんが残り、そのがんが成長したケースです。このケースはまれですが、再手術で完全にとり切るのは難しく薬物療法の対象となります。

　もうひとつは、残胃にまったく新しい胃がんが発生したケースです。進行度に応じ治療を行います。

肺転移の有無をチェック
胸部Ｘ線検査

　Ｘ線は、骨や水分、脂肪など、体の組織によって「通りやすさ」が異なります。この性質を利用し、通過したＸ線との差を濃淡の影で写し出すのが胸部Ｘ線検査です。

　ＣＴなど他の画像検査に比べると精度は劣りますが、肺に何らかの異常があれば、淡い陰影として写し出されます。がんの転移だけでなく、胸水の有無もチェックすることができます。

骨転移の発見・診断に有効
骨シンチグラフィ検査

　微量の放射線を出す物質（ＲＩ：放射性同位元素）をふくむ薬剤を注射し、体から出てくる放射線をシンチカメラで撮影します。

　骨にがんがあると、その部分に薬剤が集まり、写真に黒く写るので、骨転移の発見や診断に有効な検査です。転倒などのきっかけもないのに骨折をしたり、特定の腫瘍マーカー（ＡＬＰ）が高値になったりするなど、骨転移が疑われる場合に行われます。

がんの活動状態を画像化
PET-CT

「ＰＥＴ（陽電子放射断層撮影）」は、ポジトロンという陽電子を発するＲＩ（放射性同位元素）を利用して、組織の活動の様子を画像化する検査です。

がん細胞は正常の細胞よりも、分裂・増殖が活発で、基本的な栄養であるブドウ糖を大量に消費します。

そこで、ブドウ糖に似た性質をもつＦＤＧという物質にＲＩを結合させた薬剤を体内に投与して撮影すると、がんのある場所に薬剤が多く集まり、がんの位置を把握することができます。

このＰＥＴにＣＴを組み合わせたのが、ＰＥＴ‐ＣＴです。体内の組織の形状と、活動状況を同時に把握することができます。

通常のＣＴで再発が疑われるとき、診断の精度を高めるために行われます。

腹膜再発を調べる

注腸Ｘ線造影

腸を空にした状態で、肛門からバリウムと空気を注入し、直腸や結腸をＸ線で撮影します。

この検査で腸管の変形や狭窄《きょうさく》、腸壁のひきつれなどの異常が見つかった場合は、大腸の表面を覆う腹膜に再発している可能性が高いと考えられます。

肝転移の精査などに有効

ＭＲＩ検査

強力な磁場を発生させた装置の中で、体をさまざまな方向から撮影して画像化する検査です。Ｘ線を使用しないので体への負担が少ないのも特徴です。

ＣＴで肝臓転移などの異常が認められた場合に、その性状や手術適応を詳しく調べるために、行われるのが一般的です。

術後の定期検査と別に、通常の健康診断も

手術後の定期検査はあくまでも、胃がんの再発がないかどうかに焦点をあてた、保険診療内の検査です。他のがんや生活習慣病の早期発見を目的としたものではないので、定期検査さえ受けていれば、体には問題ないというものではありません。

したがって、定期検査とは別に、年に１回は通常の健康診断も受けておくことが大切です。自治体や職場などで実施されている健康診断や集団がん検診の利用、また人間ドックもあります。

自覚症状で、再発に気づくことも

定期検査または自覚症状で発見される

胃がんの再発が発見されるきっかけには、２つのケースが考えられます。

ひとつは何らかの自覚症状が出たために検査を受けて発見される場合です。もうひとつは、症状がないまま、手術後の定期検査で発見される場合です。再発の部位により発見のされ方は異なります。

たとえば、腹膜播種《はしゅ》は画像診断では写りにくく、小腸や大腸の通過障害や腹水などの症状で発見されることが多々あります。

一方、肝転移再発は定期検査のCTや腹部超音波（エコー）検査で見つかることがほとんどで、自覚症状はなかなかあらわれません。

自覚症状も画像診断の異常もないのに、腫瘍マーカーだけがどんどん上昇する、というような場合、PET-CT検査（P140～）で再発巣が発見されることもあります。

進行すると再発の部位別に特徴的な症状が

自覚症状があらわれる場合、がんの再発がある程度進行しているケースがほとんどです。再発・転移が生じた部位や臓器により、特徴的な症状があらわれます。

体の異変に気づいたら、すぐに受診し主治医に相談してください。

お腹のはりや吐き気
腹膜再発の症状

がんが胃の外壁を突き破り、腹腔内に散らばるように広がる転移が育って出てきたものが腹膜再発です。がん細胞が腹膜に侵入して増殖すると、腹腔内でさまざまな症状を引き起こします。これは「がん性腹膜炎」と呼ばれる状態で、腹腔に大量の水（腹水）がたまることがあります。

症状 初期には無症状ですが、播種が進んで腸を圧迫するようになると、お腹のはり（膨満感）や吐き気があらわれてきます。

腹水には無数のがん細胞がふくまれています。お腹がふくらんできたので、腹水を採取して検査をしたところ、がん細胞が発見され、腹膜再発の存在がわかるケースもあります。

腹膜再発が進行すると、腸管の圧迫、狭窄《きょうさく》によって腸閉塞を起こしたり、腹痛を覚えたり、腹水により横隔膜が押し上げられて呼吸が苦しくなったりします。

腹膜再発が後腹膜腔に及んで尿管を圧迫するようになると、腎臓から膀胱《ぼうこう》への尿の流れが滞り、水

腹膜播種が起こるしくみ

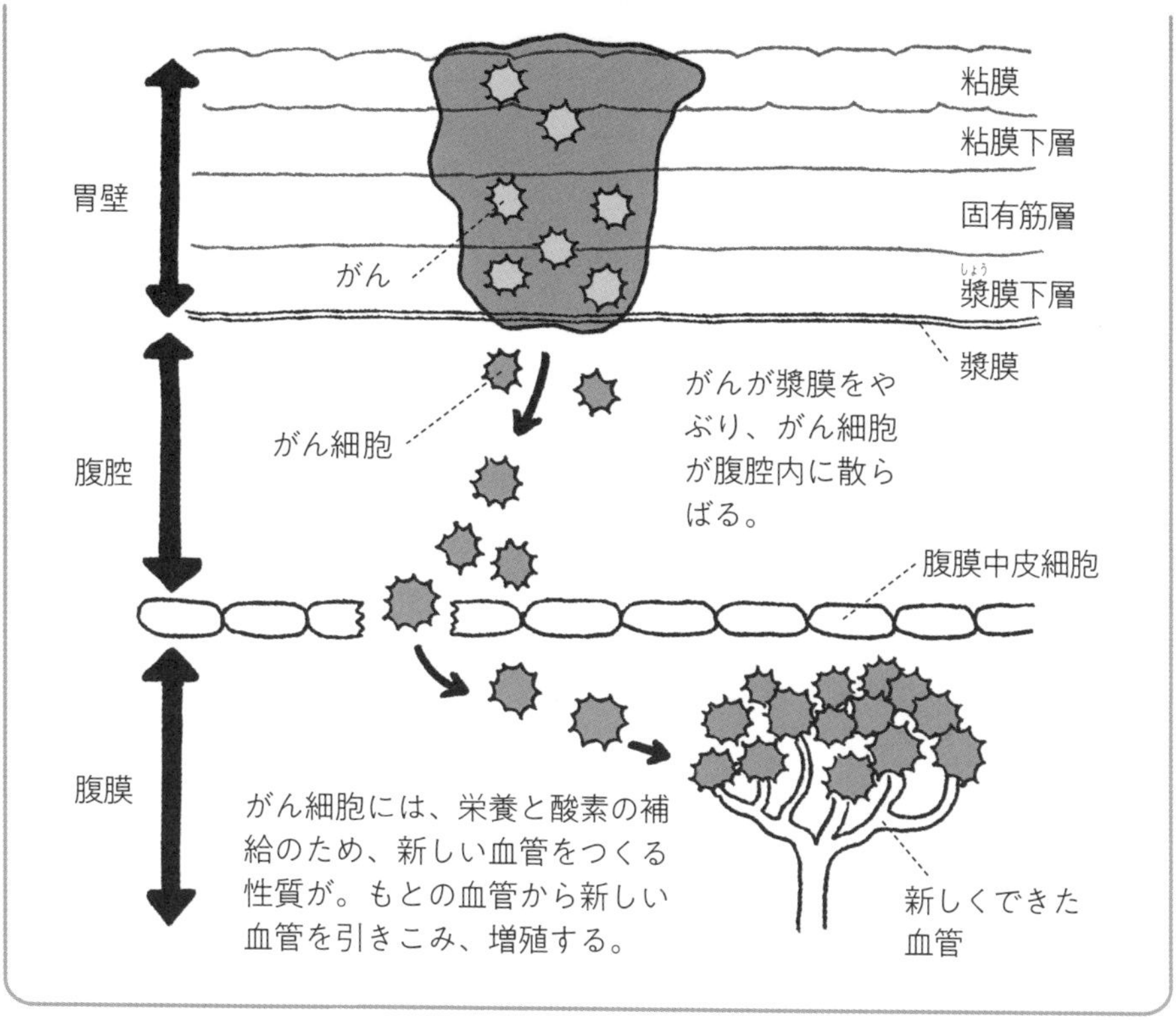

腎症と呼ばれる状態になります。これが起こりはじめた初期には、尿管結石に似た背部痛が出ることがあります。

腹膜再発によるこうした合併症があると、食事をとることができなくなり、急速に衰弱が進むことがあります。

肝転移の症状

進行すると皮膚や白目が黄色くなる

肝臓は、摂取した栄養分を蓄えたり、血液中の有害物質を無毒化したりする働きをもっています。栄養分をふくむ血液は、胃や腸などの消化管から門脈という静脈系の血管によって運ばれ、肝臓に集まってきます。

胃がんが進行して、この血液にがん細胞が入りこむと、血流に乗って肝臓に運ばれ増殖することがあります。これが肝転移です。

胃がんが肝臓に転移した場合、肝臓内で多発するケースが多く、多くの場合、切除は不能です。

症状 肝臓に転移しても症状が出るまでには時間がかかります。ただ、転移した場所によっては、比較的早期に黄疸《おうだん》などの症状が出ることがあります。黄疸では、皮膚や目の結膜が黄色くなります。

黄疸は、肝臓でつくられた胆汁が十二指腸に流れ出るのを、肝門部（胆汁が流れる胆管の集合部位）にできたがんが胆管を圧迫し、その流れを妨げるために起こります。

行き場を失った胆汁は肝臓にうっ滞し、血液中に流れこむようになります。その結果、黄色い色をした胆汁が体内に蓄積されて、黄疸症状があらわれます。

黄疸が進むと、皮膚が黒ずんでカサカサしたり、茶褐色の尿が出たりすることもあります。胆管が完全に詰まってしまうと、腸の中に胆汁が流れこまなくなるため、便が灰白色になります。

また、肝臓に転移したがんの巣がさらに大きくなると、肝臓が大きくはれ上がり、上腹部の圧迫感や痛みを覚えるようになります。

さらに、肝臓が大きくなっていることが、お腹に触るとわかることもあります。

リンパ節再発の症状

しこりに触れることも

胃がんでは、比較的早い段階からリンパ節に転移しやすいのですが、多くは胃の近くのリンパ節にとどまっています。

そこで、胃がんの手術では、多くの場合、再発を防ぐために胃の近くのリンパ節切除（郭清《かくせい》）が行われます。

再発で見つかるリンパ節転移は腹部の深い場所にある大動脈周囲のリンパ節や、さらに遠く離れた頸部のリンパ節などに広がっている場合が多く、手術でとりきることが難しくなります。

症状 多少リンパ節再発が大きくなっても、症状として自覚することはできません。ただ、転移が体の表面に近い場所に起きた場合には、しこりとして感じることがあります。

たとえば、「ウィルヒョウの転移」といって、左側の鎖骨上のくぼみにあるリンパ節に転移した場合は、容易に手で触れることができます。

また、肝臓の入り口に近いリンパ節に転移して増殖すると、胆管が圧迫されて胆汁の流れが滞るため、黄疸があらわれることがあります。

局所再発の症状

腹痛や吐き気、通過障害など

もともと胃があった部位や、手術で残った胃（残胃）にがんが再発するのが局所再発です。

胃からこぼれ落ちていた微小ながんや、切除されずに残ったリンパ節転移が増殖して、局所再発が生じます。

症状 初期には無症状です。がんが大きくなると腹痛や吐き気、食べ物がつかえる（通過障害）などの症状があらわれます。

さらに進行すると、腹部に触るとしこりを感じるようになります。

局所再発が、腹腔神経を圧迫するようになると、背中に強い持続性の痛みを感じるようになります。

肺転移の症状

せき、たん、息切れ、胸の痛み

肺は、呼吸でとりいれた酸素を全身に送り出す臓器です。肺の入り口にある肺門から肺の内部に入った気管支は、枝分かれをくり返して細くなり、最終的には肺胞となります。

肺の末梢にある肺胞の周囲には、毛細血管が網の目のように取り巻いており、血液がたくさん集まってきます。そのため、この血液にがん細胞が混じっていると、肺胞の毛細血管にがん細胞が引っかかってとどまり、血行性再発（P130〜）が起こります。

症状 肺に転移があっても、最初は自覚症状はみられません。肺は大きな臓器なので、小さな転移ができたくらいでは呼吸機能が低下することはないからです。

しかし、進行して病巣が広がると、呼吸に関係するさまざまな症状があらわれてきます。気管支を刺激するような場所に転移すると、せきやたんが多くなり、気管支の粘膜が侵されると血たんが出ることもあります。

肺の中には感覚神経がないので、普通痛みは感じませんが、肺を取り巻く胸膜にがんが浸潤して広がると痛みを生じます。

また、がんがリンパ管に沿って増大する「がん性リンパ管症」という病態になると、気管や気管支が圧迫され、狭窄《きょうさく》や閉塞が起こります。そのため、息切れや息苦しさ、呼吸困難などが起こることがあります。

骨転移の症状

強い痛みや出血傾向

骨の内部には、骨に栄養を与える動脈や、不要なものを運び出す静脈が通っています。そのため、がん細胞が血管に入りこむと、血流に乗って骨の内部に達し、そこに転移巣をつくる血行性再発が起こることがあります。胃がんの骨転移はあまり多いとはいえませんが、ときに脊椎《せきつい》や大腿骨《だいたいこつ》、骨盤など、体の中心部の骨に転移することがあります。

症状 がんが骨に転移して成長すると、強い痛み（疼痛《とうつう》）があらわれます。

骨転移で激しい痛みを覚えるのは、骨を覆っている骨膜や骨髄《こつずい》が入っている髄腔《ずいくう》に、痛みを感じる神経が多く存在するためと考えられています。

脊椎に転移した場合には、脊髄神経が圧迫されて、まひを生じることもあります。

骨がさらに侵されると、骨の組織が破壊されてもろくなり、軽くぶつけたり転んだりするだけで骨折を引き起こしやすくなります。

全身の骨に広く転移すると、「骨髄がん症」と呼ばれる状態になり、血液をつくったり壊したりする機能が損なわれ、DIC（播種《はしゅ》性血管内凝固症候群）と呼ばれる状態になって、出血傾向があらわれることがあります。歯ぐきから出血したり、鼻血が止まりにくくなったりして、血液検査でＤＩＣと診断されます。

自覚しやすいものが多い
脳転移の症状

まれですが、血液の流れでがん細胞が脳に運ばれ（血行性再発）、脳転移が起きることがあります。

症状 脳転移は、多様な症状が出るのが特徴のひとつで、転移が起こった場所により、さまざまな神経症状があらわれます。体の機能に関係する部位に転移すると、手足のしびれやけいれん、歩行時のふらつき、目が見えにくい、言葉がもつれる、などの症状があらわれることがあります。

転移したがんが大きくなると、頭蓋内の圧力が上がり、頭痛やめまい、吐き気や嘔吐《おうと》などの症状（頭《ず》蓋内圧亢進《がいないあっこうしん》症状）があらわれます。ひどくなると意識障害や、傾眠《けいみん》状態（居眠りのような意識障害）に陥ることもあります。

通常、胃がんの定期検査のＣＴ検査では脳まで撮影しません。そのため、このような症状が出て初めて診断が下ります。

脳転移の治療では、おもに放射線治療が行われますが、症状が出て、すぐに治療を行うと、症状が劇的に改善することがあります。また、病巣が限局的なものであれば、集中的な放射線照射（ガンマナイフ、サイバーナイフ：Ｐ159）などで長期の寛解が得られることもあります。

先生、教えて
Q&A

サプリメントは再発予防に有効？

「がんに効く」とうたわれたサプリメントがありますが、がんの再発予防に対する有効性が医学的に証明されたものは皆無です。

作用や安全性が明示されていないものも多いので注意してください。

単に健康維持のためにサプリメントをとりたいときも、薬とののみ合わせに注意が必要です。必ず、医師に相談するようにしましょう。

再発したら、主治医と治療方針を相談

自分の症状を知り、その後の治療法を選ぶ

検査で再発・転移が診断されたら、その後の治療法を選ぶ必要があります。

より適切な治療を受けるには、落ちついて主治医の説明を聞き、治療方針について相談する必要があります。

その際は、次のようなことを確認しておきましょう。

①再発・転移はどこに起こり、どれだけ進行しているか？

まずは自分の現状を把握します。「肝臓に転移している」「腹膜に広がっている」など、どのような状態なのかCT検査の結果を詳しく聞きましょう。

②考えられる治療法は？

複数あればすべて聞き、医師がすすめる治療法については理由も聞きましょう。

③治療の効果は？

どれだけ進行をおさえ、通常の生活が送れるかなど。

④治療のリスクは？

副作用や後遺症、生命の危険の有無など。

⑤治療しないとどうなるか？

治療しない場合の経過と対処法、治療を受けないことにメリットはあるかなど。

治療方法に迷う場合はセカンドオピニオンを

主治医がすすめる治療法が最善なのか、他に選択肢はないか気になる場合には、別の専門医にセカンドオピニオンを求めることもできます（保険適用外）。

セカンドオピニオンのための紹介状（診療情報提供書）や診断書の提供にかかる費用には、保険が適用されます。

セカンドオピニオンを求める際は、主治医に申し出るのが原則です。申し出に応じて、主治医が紹介状とともに、これまでの検査データや治療経過の記録などを用意してくれるので、患者さんはそれを別の医療機関に持参し、担当医師に意見を求めます。

セカンドオピニオンを求める医療機関・医師は、患者さん側で見つける必要があります。インターネット検索などを利用しましょう。

最近は、「セカンドオピニオン外来」を設ける医療機関も増えています。予約制の場合が多いので、あらかじめ電話やホームページなどで確認しておきます。

具体的なセカンドオピニオンの流れや注意点については、P66〜を参照してください。

完治が望めないときは緩和ケアが中心に

胃がんが再発・転移すると、完治が期待できない場合が少なくありません。副作用のつらさから、治療をやめたくなることもあるでしょう。このとき大切なのは、患者さんや家族が治療に対して何を望むかです。

可能な限りの延命を望むか、生活の質（ＱＯＬ）を重視するか、自らの価値観によって治療の方向性も違ってきます。

勇気のいる決断かもしれませんが、がんそのものの治療は中止し、心身の苦痛を緩和することに重点をおいた治療（緩和ケア：Ｐ160〜）によって、生活の質の向上をめざすのも選択肢のひとつといえます。

先生、教えて

Q&A

薬物療法の中止を告げられました

一般に、薬物療法の中止がすすめられるのは、治療の効果が望めなくなったときです。ただし、抗がん剤治療が中止されても、すべての治療が中止されるわけではなく、痛みや吐き気などの症状を緩和し体調を整える緩和ケア（Ｐ160〜）に重点が置かれます。

その後の方針は、患者さんと医師とで話し合い、両者が納得する形で決定されます。

再発時は多くの場合、薬物療法を行う

治癒切除が可能な場合、手術が行われる

胃がん手術後の再発・転移に対しても、病巣をすべて切除できる可能性があり、治癒《ちゆ》が期待できる場合には再手術が検討されます。

たとえば、胃の局所再発やリンパ節再発、肝臓への転移が見つかったとき、がんが小さく、他の臓器や組織に転移が及んでいなければ、まれに治癒をめざして手術が行われることがあります。

手術が可能か判断する目安は次のとおりです。

①再発・転移はひとつの臓器に限局している
②がん病巣をすべて切除できる
③切除しても生活に大きな支障がない程度に機能を温存できる
④全身状態が手術に耐えられる

しかし、胃がんの再発で、こうした条件を満たして手術が行えるケースはまれです。実際には、あちこちの臓器や組織に重複して転移したり、同じ臓器に多発したりすることが多いため、手術ですべてをとりきるのは困難なのです。

また、患者さんによっては、手術を行うことでかえって体力を消耗し、全身状態を悪くしてしまうことも考えられます。このような理由で治癒切除が難しい場合は、抗がん剤などによる薬物療法が行われます。

薬物療法を中心に 放射線治療などの併用も

再発時の治療は、多くの場合、抗がん剤などによる**薬物療法**が中心になります。また、痛みなどの症状をおさえる対症療法として、**放射線療法**や**緩和ケア**などが行われることもあります。

薬物療法には、近年多様な種類

の薬剤が用いられるようになっています。ただ、副作用がともなうので、肝臓や腎臓などの主要臓器の機能が保たれていることが前提です。全身状態に応じて、これらを単独あるいは組み合わせて使います。

近年、免疫チェックポイント阻害剤の登場により、再発胃がんの完治が望めるケースもみられますが、現在はまだまれです。薬物療法はあくまで、がん細胞の増殖をおさえ、延命をめざすために用いられます。

放射線療法は、出血や痛みなどの症状を緩和する目的で行われます。胃がんの再発では、①骨転移による痛み、②脳転移にともなう頭痛や吐き気、まひ、などがおもな治療対象となります。

再発がんのおもな治療法

がんを薬で小さくする薬物療法

殺細胞性抗がん剤

従来使用される抗がん剤。正常な細胞も攻撃してしまうため、副作用（P56～）をともなう。

分子標的薬

がん細胞だけを攻撃する薬剤（P８～）。従来の抗がん剤より副作用が少ない。

免疫チェックポイント阻害剤

免疫のシステムに働きかけ、がん細胞を攻撃する薬剤（P９）。特有の副作用に注意（P153～）。

痛みなどの症状をおさえる治療

● 放射線療法

がんを手術で切除できない場合に、出血や痛みなどの症状を緩和するための治療。

● 緩和ケア

身体的・精神的な苦痛をやわらげ、生活の質を保ったまま療養できるようにする治療（P160～）。

緩和ケアでは、症状をやわらげ、患者さんが精神的にもより豊かでいられるよう、専門のスタッフがチームを組んでケアにあたります（P160〜）。

症状をやわらげるため緩和手術を行うケースも

再発・転移にともなう患者さんの苦痛をやわらげ、全身状態を安定させる目的で行われる手術を緩和手術といいます。

たとえば、腹膜播種《はしゅ》による腸閉《ちょうへい》塞《そく》が原因で吐き気や嘔吐《おうと》がひどく、食事ができない場合には、小腸と大腸（結腸）をバイパスでつなぐ手術や、人工肛門を造設する手術が行われることもあります。

このほか、口から食事がとれない場合は、腹部に小さな孔《あな》をあけて胃や腸へチューブを通し、そこから栄養剤を注入する方法（胃ろう・腸ろう栄養法）がとられることもあります。

症状に応じ、さまざまな方法がとられますが、患者さんによっては行えない場合もあります。

とくに体力が衰えた患者さんの場合、手術そのものが難しく、効果もあまり期待できません。手術を選択する際は、合併症などのリスクを十分に考慮し、慎重に判断することが必要です。

どこに再発しても同じ薬を用いる

抗がん剤は、発生する臓器（胃・大腸・肺など）によって用いられる薬剤が違います。

しかし、再発がんの場合は、どこに再発しようとも、最初に発生したがんに対するものと同じ薬が用いられます。原発巣から血液やリンパ液に乗って運ばれたがん細胞がもとになっていると考えられるからです。

したがって、胃がんが肝臓や肺に転移した場合も、胃がんと同じ性質をもっていると考えて、胃がんと同じ薬を用います。

個別治療へ進む胃がんの薬物療法

進行・再発した胃がんに対する薬物療法で中心になるのは、S-1とプラチナ製剤（オキサリプラチン、またはシスプラチン）の併用です。

高齢の人や腎障害がある人で、プラチナ製剤が使えない場合はS

-1単独療法が行われます。これが無効の場合は、イリノテカンや、パクリタキセルなどのタキサン系の薬の使用が検討されます。

また、近年は「分子標的薬」（P8、151）も用いられるようになりました。2011年から使用可能となったトラスツズマブはそのひとつで、がん細胞の表面にあるHER2受容体陽性の胃がん細胞（胃がん全体の約20％）に作用し、がんの増殖をおさえます。

HER2検査で最初の治療法を決める

薬物療法の際には、まずHER2検査を行い、HER2受容体が陽性か陰性かを確認します。

陽性／陰性それぞれに使用できる薬剤の種類は、治療の段階に応じて決められています。

初回（一次治療）で一定期間使用した薬剤の効果を判定し、効果がなくなる、あるいは副作用のために治療の継続が難しい場合には、薬剤を変更し、二次治療、三次治療へとすすみます。

免疫チェックポイント阻害剤が再発胃がんの標準治療に

私たちの体には、もともと異物の侵入を防いだり、異物を排除したりする仕組み（免疫）が備わっています。この免疫の力を利用し

先生、教えて

Q&A

放射線治療で新たにがんはできない？

放射線療法は、脳転移による神経症状の改善や、骨転移の痛みの改善などで行われることがあります。

その放射線には発がん性があることが認められており、治療後、照射部分にがん（二次がん：最初のがんの治療が原因となって発症するがん）ができることもあります。

ただし、放射線照射による二次がんの発生率は1000人にひとり程度ときわめて低いとされています。治療によって得られる利益との兼ね合いを考え、医師とよく相談して、治療を受けるかどうかを決めましょう。

「HER2陽性」の場合の一次治療

トラスツズマブ、オキサリプラチン、S-1（またはカペシタビン）の３剤併用療法を２週間行ったあと、１週間休薬するという３週間サイクルをくり返す。

１日目に、トラスツズマブとオキサリプラチンを点滴
（投薬時間はトラスツズマブで60～90分、オキサリプラチンで120分）

S-1（またはカペシタビン）を１日２回、14日服用
（朝食後と夕食後の30分以内に、決められた量を水かぬるま湯で服用）

※点滴を受ける際は、副作用対策のために数日間の入院が必要になる場合がある

《トラスツズマブでは心臓の機能低下に要注意》

次のような症状に気づいたら、すぐに主治医に連絡し、指示に従う。

- 以前と同じ動作をしても息切れがする
- あおむけになると息が苦しい
- 脈が速くなった

※2023年８月現在

て、がんを攻撃する治療法を「**免疫療法**」と呼んでいます。

　効果が証明されている免疫療法の薬が「**免疫チェックポイント阻害薬**」（P９、151）で、近年注目を集めています。

　胃がんで使用可能な免疫チェックポイント阻害剤はニボルマブとペムブロリズマブです。他の抗がん剤と組み合わせたり、単独で用いることもあります。

　免疫チェックポイント阻害薬は、従来の抗がん剤とは異なる副作用が起こる可能性があります。免疫が過剰に活性化されることで生じるもので、「免疫関連有害事象（irAE）」と呼ばれます。間質性肺炎、大腸炎、Ⅰ型糖尿病、甲状腺機能障害、皮膚障害、肝・腎機能障害、筋無力症、ぶどう膜炎など

「HER2陰性」の場合の一次治療

ニボルマブ、オキサリプラチン、S-1（またはカペシタビン）の３剤併用療法を２週間行ったあと、１週間休薬するという３週間サイクルをくり返す。

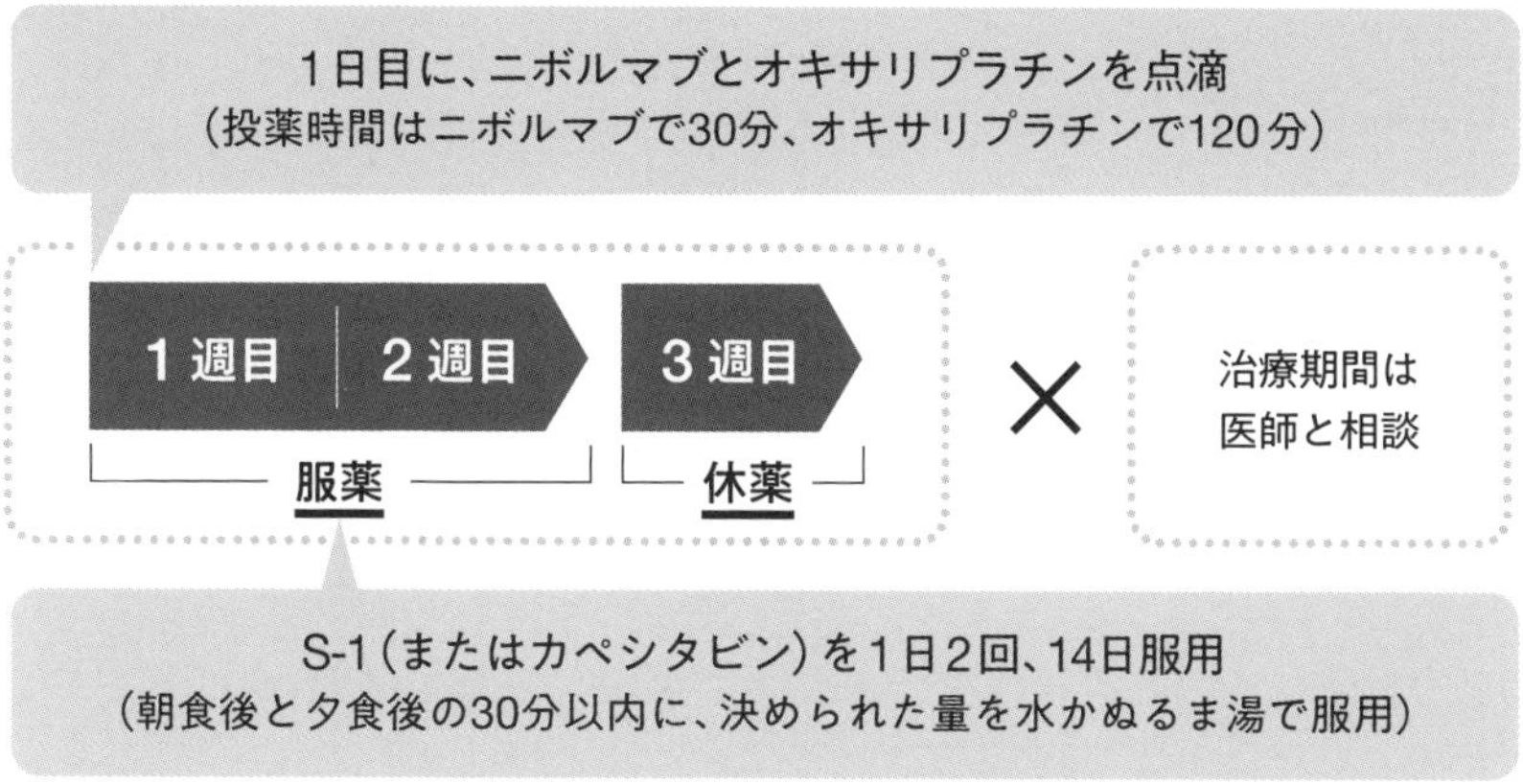

《オキサリプラチンであらわれる副作用への対策》

食欲不振…栄養補助食品なども活用しながら、食べられるときに食事をとる。吐き気がひどい場合は、制吐剤《せいとざい》を医師に処方してもらう。

末梢神経障害…主治医と相談し、症状の程度により薬剤の減量を検討してもらう。

※2023年8月現在

があります。

副作用をいち早くチェックし、迅速に対応できるように、専門家がチームを組んで治療を進めます。医師や薬剤師の説明をよく聞き、いつもと違う症状があらわれたら、すぐに相談してください。

一次治療がうまくいかない場合は

第一選択薬の効果が不十分なときや副作用が強くて使えないときには、二次治療薬として、パクリタキセルやラムシルマブが用いられます。

その他には、イリノテカンやトリフルリジン・チピラシル、またＨＥＲ２陽性の患者さんには、トラスツズマブ・デルクステカンが考慮されます。

胃がん治療に使われるおもな薬

▼殺細胞性抗がん剤

● 内服　注射

一般名	投与方法	おもな副作用
フルオロウラシル（5-FU）	内服・注射	骨髄抑制、下痢、吐き気・嘔吐《おうと》
テガフール・ギメラシル・オテラシルカリウム（S-1）	内服	
カペシタビン	内服	骨髄抑制、下痢、吐き気・嘔吐、手足のしびれ
シスプラチン	注射	腎障害、吐き気・嘔吐、骨髄抑制、聴覚異常、末梢神経障害
オキサリプラチン	注射	末梢神経障害、食欲不振
パクリタキセル	注射	骨髄抑制、末梢神経障害、脱毛
ドセタキセル	注射	骨髄抑制、むくみ、末梢神経障害
イリノテカン	内服	下痢、吐き気・嘔吐、骨髄抑制、脱毛

▼分子標的薬

一般名	投与方法	おもな副作用
トラスツズマブ	注射	吐き気・嘔吐、骨髄抑制、手足のしびれ・発赤、心機能低下
ラムシルマブ	注射	出血、腹痛、下痢、高血圧

▼免疫チェックポイント阻害剤

一般名	投与方法	おもな副作用
ニボルマブ	注射	間質性肺炎、大腸炎、1型糖尿病、甲状腺機能障害、皮膚障害
ペムブロリズマブ	注射	

CASE 1 局所再発・リンパ節再発の治療

局所再発やリンパ節再発が手術の対象となるのはまれで、**薬物療法が中心**となります。

抗がん剤などによってがんの進行をおさえ、がんを小さくすることができれば、延命を期待することもできます。

しかし、病状の進行や副作用によって体力が低下したり、体調が悪化したりしていると、薬物療法を続けるのが困難になることもあります。

そのような場合には、がんによる苦痛をやわらげる緩和ケア（Ｐ160〜）への移行も視野に入れて、その後の治療を検討する必要があります。

CASE 2 腹膜再発の治療

腹膜播種《はしゅ》（Ｐ130〜）は、それぞれの再発巣が小さいために、ＣＴなどの画像検査を行っても発見が難しいとされています。胃がんの再発で最も多く、再発全体の約60％を占めています。

いったん腹膜播種を起こしてがん細胞が腹膜に広がってしまうと、手術で切除することはほとんど不可能で、抗がん剤なども効きにくくなります。そのため、胃がんの再発では、最も治癒が困難といわれています。

腹膜播種によって腹水が大量にたまると、お腹がはって苦しくなります。腹痛や吐き気・嘔吐などの症状が起こり、生活の質（ＱＯＬ）も下がります。現在、腹膜播種の治療はそれらの症状を改善することに重点が置かれます。

腹水がたまって苦しい場合には、利尿薬で排液を促すほか、腹腔内に注射針を入れて腹水をぬくこと（腹水穿刺《せんし》）で対処します。

しかし、腹水をぬいて一時的に腹圧が下がっても、しばらくすると再び腹水がたまってきます。腹水には無数のがん細胞が存在しますが、たんぱく質などの栄養素もふくんでいるため、腹水穿刺をくり返すと栄養状態も悪化してしまいます。

そこで、いったんぬいた腹水を濾過《ろか》し、栄養素のみを濃縮して点滴で体内に戻すＣＡＲＴ《カート》療法が行われることもあります。自身の体内で生成された成分を体内に戻すので、アレルギー症状の心配などもありません。

なお、腸閉塞《ちょうへいそく》を起こし腹痛や吐き気などの症状が重い場合は、症状改善のため緩和手術（Ｐ152）が行われることもあります。

CASE 3 肝転移の治療

肝臓に再発が見つかった場合には、まず再発が肝臓のどの部位にあり、どのくらいの大きさで、いくつあるのかを確認します。

同時に、肝臓以外に再発がないことを確認し、術後の生活に支障が生じないだけの肝臓が残せるか、また患者さんが手術に耐えられるかなどを検討します。

手術可能と判断された場合は、**がんが再発した部分を切除**します。がんがすべてとりのぞければ、治癒の可能性があります。

ただし、実際には胃がんの肝転移は、大腸がんの肝転移に比べると、はるかに多くのがんが転移していることが多いです。また、腹腔内転移をともなうことも多いため、手術が可能となる例は少ないのが現状です。

再発が肝臓だけに限局していて

先生、教えて

Q&A

モルヒネを使うと聞いたが中毒の心配はない？

モルヒネは医療用麻薬に指定される薬のひとつで、医療現場では鎮痛薬として広く使われています。「麻薬」と聞くと中毒を連想しがちですが、がんなどによる強い痛みがある場合、体内で麻薬への依存性や耐性をおさえるメカニズムが働くことが研究によってわかっています。

したがって、医師の管理下で正しく用いれば、中毒になる心配はほとんどありません。

がんの進行によるつらい症状を緩和し、生活の質を高めるために非常に有効な薬です。怖がる必要はありません。

また、モルヒネなどの医療用麻薬には、痛みだけでなく、呼吸困難やせきなどの症状をおさえる効果があることも認められています。

も、肝臓全体に多発していて、手術による**切除が困難な場合には、薬物療法**が選択されます。

CASE 4 肺転移の治療

肺に再発した場合も、他の部位への再発と同様、**薬物療法が中心**になります。

これは、肺に転移した段階になると、すでにがん細胞が全身に広がっているケースがほとんどだからです。

CASE 5 骨転移の治療

骨への転移は、胃がんの再発としては多くありません。しかし、骨転移がある場合、すでに他の臓器へも転移しているケースが大半です。そのため、手術による切除はほとんど行われません。

治療の目的は骨折や骨の痛みなど、**骨転移による症状を改善する**ことが中心となります。治療法としては、薬物療法でがん細胞の増殖をおさえるとともに、骨吸収抑制剤（ビスホスホネート製剤）で骨の再生を促します。

また、関節痛などの症状緩和には放射線療法が有効で、80％以上の患者さんで改善がみられるといわれています。

CASE 6 脳転移の治療

脳への転移がひとつしかなく、患者さんが開頭手術に耐えられる状態であれば、手術で切除します。しかし、そのようなケースはごくまれで、脳転移の治療では、おもに**放射線療法**が用いられます。

脳には抗がん剤が届きにくいので、化学療法はあまり効果がありません。

放射線治療には、おもに2つの方法があります。ひとつは、脳全体に放射線を照射する全脳照射です。おもに脳転移によるまひなどの症状改善を目的とします。

もうひとつは、がんだけに的を絞って照射するピンポイント照射です。がん細胞に達するまでの正常な組織には、ほとんど影響を与えずに放射線を照射することができます。手術と同様に、がん細胞を完全に破壊し、治癒をめざすことも可能です。ガンマナイフやサイバーナイフなどの放射線治療装置を用います。

緩和ケアでがんの苦痛をやわらげる

治療中に感じる苦痛を緩和ケアで軽減する

患者さんは、再発・転移がわかったときやその治療中、薬の副作用や合併症などによる身体的苦痛だけではなく、さまざまな精神的苦痛を感じます。社会的な苦痛、精神的な苦痛など、さまざまな苦痛が複雑に絡み合った「全人的苦痛（トータルペイン）」に襲われるのです。

心身の苦痛が増大すると、睡眠や食事も十分にとれなくなり、体力が低下して治療に影響することもあります。

緩和ケアはこうした苦痛を軽減し、生活の質（ＱＯＬ）を維持して、その人らしい療養生活を送れるように全身状態の安定をめざす対症療法です。

専門家がチームとなり、治療と並行して行われる

患者さんが抱える多様なつらい症状を軽減するには、担当医と看護師の力だけでは不十分です。

そのため治療中は、緩和ケア専門医や緩和ケア認定看護師、理学療法士、医療ソーシャルワーカー、精神科医、臨床心理士などのさまざまな専門家がチームを組んでケアにあたります。ときには臨床宗教師やボランティアなどが参加して、患者さんを支援することもあります。

かつては終末期医療ととらえられた緩和ケアですが、現在では、病期にかかわらず患者さんが望む生き方を支援する医療とされています。全国のすべてのがん診療連携拠点病院（Ｐ118）には緩和ケアチームがあり、それ以外の医療機関でも緩和ケアを実施しているところがあります。

患者さんと同様にその家族もサポートする

再発や転移がわかって苦しむのは、患者さんだけではありません。患者さんの身近にいる家族にもさまざまな負担やストレスが生じます。自分自身でも苦悩や不安を抱えながら、患者さんの闘病をどう支えていったらいいのか、思い悩む家族に対するケアも必要になります。

患者さん本人だけでなく、家族もふくめてサポートするのが緩和ケアの基本的な考え方です。医療面や経済的なことなどで、悩みや困ったことがあるときは、緩和ケアチームの医師、臨床心理士、医療ソーシャルワーカー（P10）などに相談してみましょう。

治療中の苦痛をやわらげる専門家のサポート

身体的苦痛

がんによる身体の痛み、治療によって生じる苦痛など

↓

緩和ケア専門医・麻酔科医などが、身体の痛みや苦しみをやわらげる

社会的な苦痛

仕事上の問題、経済的な問題、家族間の問題など

↓

医療ソーシャルワーカーなどが相談にのる

全人的苦痛（トータルペイン）

治療中に感じるさまざまな苦痛が複雑にからみあったもの

精神的苦痛

がんの進行にともなう不安、うつ状態、治療への嫌悪感など

↓

精神科医や臨床心理士によるカウンセリング、心理療法などを行う

スピリチュアルな苦痛

死への恐怖、自分の存在の危機、生きる意味を見失うなど

↓

臨床宗教師などの助けを得て、患者さんの相談にのることも

緩和ケアの中心となる痛みのコントロール

緩和ケアの中心となる痛みのコントロールは、麻酔や麻薬に詳しい緩和ケア専門医によって行われます。

現在、世界的に行われている治療法は、WHO（世界保健機関）が提唱するがん疼痛《とうつう》治療法に基づいたものです。

これらが定められた目的は、医療者なら誰もができる疼痛治療法・薬を普及させ、がん患者を痛みから解放するためです。

鎮痛薬の使用法として、「痛み治療の4原則」と「3段階除痛ラダー」が定められています。「3段階除痛ラダー」では、がんの進行度には関係なく、痛みの強さを3段階に分け、段階に応じた鎮痛薬を使用します。

がん治療の効果が望めなくなったときは

がんが進行して治療を続けても効果が期待できなくなったとき、治療の中止を決めるのは、つらく難しい選択です。

決断にあたっては病状を正しく理解し、患者さんの望む生き方、やりたいことなどをできるだけ尊重し、患者さんも家族も納得して決めることが大切です。残された人生を自分らしく生きる選択をした場合は、主治医と相談してがんそのものの治療を終了し、がんによる症状の軽減に重点をおいた緩和ケアに移行します。

これにともない、緩和ケア病棟やホスピスへの転院・転床が必要になります。退院して在宅ホスピスケアを受けるという選択肢もあります。

施設ホスピスケアと在宅ホスピスケア

緩和ケア病棟やホスピスには、病室の他に談話室、家族とすごすための設備なども用意されています。入院といっても生活は比較的自由なので、生活の質をよりよく保ちながら自分らしいすごし方ができます。

また、医療スタッフが近くにいるという安心感もあるでしょう。ただし、ホスピスケアの場合、痛みに対する緩和治療や、体調維持に必要な処置は行われますが、延命治療はほとんど行われません。

一方、在宅でのホスピスケアは、地域のかかりつけ医や訪問看護師による医療ケアを受けながら療養する方法です。住み慣れた自宅で家族とすごせるよさがあり、入院中と同じ痛みなどの緩和ケアを自宅でも受けることができます。

ホスピスケアを希望する場合は、まず主治医に緩和ケア施設への転院または在宅療養が可能か相談します。可能な場合は、受け入れ施設または在宅ケアの専門医を探します。最近では地域医療連携（P118）が進んでいるので、ホスピスケアへの移行もスムーズです。

緩和ケア病棟やホスピス、地域の在宅ケア専門医について知りたいときは、がん診療連携拠点病院のがん相談支援センター（P10）に相談するとよいでしょう。

WHOが定める鎮痛薬の使用法

治療にあたって守るべき「痛み治療の4原則」、痛みの段階別の鎮痛薬の選択「3段階除痛ラダー」が示されている。

痛み治療の4原則

❶ 簡単な経路（経口など）で薬を投与する
❷ 時間を決めて規則正しく薬を使用する
❸ 患者さんに合った薬の量を使用する
❹ 副作用が最小になるように配慮する

3段階除痛ラダー

第3段階
中等度～高度の痛み
強オピオイド（麻薬性）鎮痛薬。
モルヒネ、フェンタニルなど

第2段階
軽度～中等度の痛み
弱オピオイド（麻薬性）鎮痛薬。
コデインなど

痛みの程度に応じて、NSAIDsや鎮痛補助薬（抗けいれん薬、抗ヒスタミン薬、抗うつ薬、ステロイド薬など）を組み合わせることもある。

第1段階
軽度の痛み
非オピオイド（非麻薬性）鎮痛薬。
アスピリンなどの非ステロイド性抗炎症薬（NSAIDs）、アセトアミノフェンなど

痛みの程度に応じて、鎮痛補助薬を組み合わせることもある。

※この他に、必要に応じて放射線療法や神経ブロック療法などが行われることもある。

コラム

治験や先進医療は メリットとリスクを考慮し治療にふみ切る

●新しい薬や治療を評価する臨床試験

がんの治療は通常、「標準治療」に基づいて行われています。これは〝普通の治療〟という意味ではなく、科学的に効果が立証された、現時点で最も推奨される治療法です。

しかし、治療成績を向上させるためには、新しい薬や治療法の研究が必要です。そこで一部の専門施設で行われているのが「臨床試験」です。開発中の新薬や新しい治療法の有効性や安全性を確認するもので、大きく2種類に分けられます。

ひとつは、製薬会社または医師が、国の承認を得るために新薬についてのデータを集めるもので、これを「**治験**」といいます。もうひとつは、すでに承認された薬や治療法を組み合わせて、よりよい治療法を探るために行われるもので、「研究者（医師）主導臨床試験（臨床試験）」といいます。

●治験は副作用などのリスクの危険性も

治験に参加すると、新しい薬や治療法を早く試すことができたり、治療費を免除されたりといったメリットがあります。しかし、その一方で、予期しない副作用などのリスクも否定できません。

治験の目的や内容、期待される効果と予想される副作用、健康被害への補償などについては、事前に医師から詳しい説明があります。参加を希望する場合は、その治験で定められた参加条件（適格基準）を満たしているかどうか確認が必要です。

参加するかどうかは、メリットとリスクを十分に理解し、家族とも相談のうえ、納得して決めることが大切です。

●高度な治療が受けられる先進医療

標準治療は保険診療ですが、「**先進医療**」は保険適用外です。先進医療とは、厚生労働大臣の承認を得た高度な技術を用

それぞれのメリットとリスク

治験	メリット	新しい薬や治療法を試すことができる／治療費の免除
	リスク	予期せぬ副作用
先進医療	メリット	高度な治療を受けられる
	リスク	費用が高額／実施できる医療機関が少ない

いる治療法のうち、保険適要の治療にできるかどうか評価中の医療行為のことを指します。高度な医療技術が望めますが、実施できる医療機関は限られています。

●近年発展した「がんゲノム医療」

がん治療のひとつとして急速に進化しているのが「がんゲノム医療」です。ゲノムとは、人間のすべての遺伝子情報のこと。一人ひとりのがんがどのような遺伝子の変化で生じているのかを調べて、その情報に基づいたオーダーメードのがん治療をさします。治療対象となるのは、「標準治療がない固形がん」「標準治療が終了もしくは終了見こみの固形がん」などです。

●新たな治療の選択肢が増える可能性

がんゲノム医療で遺伝子を調べる検査が、「がん遺伝子パネル検査」です。通常のがん遺伝子検査では、ひとつまたはいくつかの遺伝子を調べますが、がん遺伝子パネル検査では、血液やがんの組織から、数十個～数百個の患者さんのがんの遺伝子を一度に調べることができます。

その結果、見つかった遺伝子異常に対して効果が期待される薬剤がある場合は、治療の選択肢が増えることになります。

がんゲノム医療が受けられるのは、全国に13か所ある「がんゲノム医療中核拠点病院」、32か所の「がんゲノム医療拠点病院」そして203か所の「がんゲノム医療連携病院」です。

●確実に効果が得られるわけではない

現在のところ、がん遺伝子パネル検査で、治療に結びつく遺伝子異常が見つかるケースは10％ほどです。また、治験や臨床試験に参加した場合でも、どのくらいの効果が得られるかは、患者さん一人ひとりによって異なります。

いずれにしても、担当医とよく話し合うことが大切です。

胃がん手術後の生活に役立つ

情報ファイル

※情報は2023年９月現在のものです。

胃がんの基本情報

●国立がん研究センター

国内におけるがん研究、医療関係者の研修、情報収集などに関する中心的な機関。同センター内のがん対策情報センター「がん情報サービス」のサイトは、がんのさまざまな情報を掲載し、全国のがん診療連携拠点病院、相談支援センターの情報検索もできる。

HP https://www.ncc.go.jp/jp/

▶がん情報サービス　https://ganjoho.jp/public/index.html ➡

●がん研究会有明病院

国立がん研究センターと並んで国内のがん研究、医療関係者の研修、情報収集などの中心的な役割を果たしている。がん研究会の「がんに関する情報」のページでは、手術後や化学療法中の食事についてのアドバイスも閲覧できる。

HP https://www.jfcr.or.jp/hospital/

▶がんに関する情報　https://www.jfcr.or.jp/hospital/cancer/index.html ➡

●日本胃癌学会

日本の胃がん研究の中心となる学会。「胃癌治療ガイドライン（医師用）」のウェブ版を閲覧できる（最新版は購入が必要）。

HP https://www.jgca.jp/

▶ガイドライン　https://www.jgca.jp/guideline.html ➡

●日本対がん協会

国内のがん研究や治療の主導的な立場にある国立がん研究センターや、がん研究会および同有明病院などと緊密な連携を保ちながら活動をしている。がんに関する相談も受け付けている。

HP https://www.jcancer.jp/

▶がん相談ホットライン　TEL03-3541-7830

●市民のためのがん治療の会

講演会の開催、ニュースレターの発行などを行い、患者さんが最良の治療法を選ぶためのサポートと情報公開を推進している。会員になるとFAXやメールでセカンドオピニオンを求めることができる。

HP http://www.com-info.org/index.php

●がん情報サイト

米国国立がん研究所が配信する世界最大のがん情報データベースPDQ®（Physician Data Query）の日本語版。がんの最新情報や臨床研究の情報などが入手できる。医療専門家向けと患者さん向けに分けて掲載され、患者向けは、専門用語を使わず一般の人にもわかりやすい。

HP https://cancerinfo.tri-kobe.org/

●日本消化器外科学会

食道や胃、小腸、大腸、肛門までの消化器の病気を手術で治療する外科の学会。会員は医師だが、一般の人に向けての情報提供や市民公開講座なども実施している。

HP https://www.jsgs.or.jp/

●がん研究振興財団

がんの征圧をめざして活動する団体。ホームページではがんに関する啓蒙活動の講演情報や治療情報が得られる。

HP https://www.fpcr.or.jp/

●がんサポート

がん医療に関する広範囲の情報が閲覧できる。最新の治療情報をはじめ用語集や闘病記、全国のがん患者さんの会のリストとその活動内容についても紹介している。

HP https://gansupport.jp/

患者さんの会・支援団体

●胃を切った人　友の会　アルファ・クラブ

病期を問わず、胃を切除した患者さんの会。会報の発行、胃切除後の食事・日常生活についての電話相談、講演会の開催などを行っている。

HP https://alpha-club.jp/

●がんサポートコミュニティー

がん患者とその家族のために、臨床心理士や医療ソーシャルワーカー、看護師などの専門家が心理社会的なサポートを提供している。またストレス軽減のためのリラクゼーション法の講座、医師による医療相談なども行っている。

HP https://csc-japan.org/

●がん患者団体支援機構

すべてのがん患者さんたちとその家族が納得のいく治療環境を得るために、親睦を深め、情報を交換しあう団体。がん患者大集会の開催、ピアサポート活動、動画での情報発信などを行っている。

HP https://canps.jp

●楽患ねっと

病気を貴重な経験として人生にプラスに生かしていけるように、患者さんとその周囲をつなぎ、新しい出発を応援するNPO法人。患者さんの声を医療に生かし、患者中心の医療の実現をめざしている。医療コーディネーターによる医療相談、セカンドオピニオンガイドなどのサービスがある。

HP http://rakkan.net/

●ささえあい医療人権センター　COML

患者さんが自立・成熟し、主体的に医療に参加することをめざしている。患者と医療者が対立するのではなく、“協働”する医療を実現するため、電話相談を日常活動の柱に、医療現場によりよいコミュニケーションを築く活動をしている。

HP https://www.coml.gr.jp/

●キャンサーネットジャパン

がんの患者さんが、自分の意思にもとづいて治療に臨むことができるよう、患者擁護の立場から科学的根拠にもとづく情報発信を行っている。がん体験者・家族・遺族、その支援者、医療者とともに、日本のがん医療を変え、がんになっても生きがいのある社会の実現をめざして活動している。

HP https://www.cancernet.jp/

緩和ケア、在宅医療に関する情報

●緩和ケア.net

「緩和ケア」の正しい知識をもつことを目的とした普及啓発事業を推進。がんの痛みを和らげる緩和ケアに関連する情報を提供している。

HP https://www.kanwacare.net/

●日本ホスピス緩和ケア協会

全国のホスピス・緩和ケア病棟のほとんどが参加し、ホスピス・緩和ケアに関する総合的な情報提供を行っている。在宅での緩和ケアを提供する診療所なども検索できる。

HP https://www.hpcj.org/index.html

●末期がんの方の在宅ケアデータベース

日本在宅ホスピス協会が提供する、在宅ホスピスを行う医療機関のデータベース。どこの医療機関でどのような医療サービスを受けることができるかを検索できる。

HP http://www.homehospice.jp/

ま

な

は

胃がん「手術後」の不安をなくす 新しい生活術

さくいん

あ

か

監修
がん研有明病院　病院長
佐野 武（さの・たけし）

1955年大分県生まれ。80年東京大学医学部医学科卒業。東京大学附属病院第一外科、焼津市立総合病院などを経て、86～87年フランス政府給費留学生としてパリ市キューリー研究所に留学。93年より国立がんセンター中央病院外科勤務。96年より同医長、2007年より同部長を務める。08年がん研有明病院上部消化管外科部長。消化器センター長、副院長を経て18年7月より現職。日本の「胃癌取扱い規約」と、進行度を表す国際指標「TNM分類」の統合を通じて、世界共通の胃がん治療の足場を構築。また、胃癌治療の全体的な底上げを目指し、日本で生まれた「D2胃切除術」を世界41か国で指導し、普及に尽くした。自らを「D2胃切除術」のスポークスマンと任じ、その実力は世界にも認められている。日本胃癌学会理事、国際胃癌学会事務局長、胃癌治療ガイドライン作成委員長などを歴任。監修書に『胃がん　完治をめざす最新治療ガイド』（講談社）などがある。

取材協力
陳 勁松（ちん・けいしょう）
がん研究会有明病院　院長補佐　外来統括部　部長。1991年東北大学医学部卒業。99年よりがん研有明病院内科に勤務。21年より現職。がん専門病院に勤め20年以上、多くの胃がん患者さんの薬物療法に携わる。

斎野容子（さいの・ようこ）
がん研究会有明病院　栄養管理部　副部長。1999年日本女子大学家政学部食物学科管理栄養士専攻卒業。2019年同大学院家政学研究科修了。JCHO横浜中央病院栄養管理室などを経て、21年より現職。

スタッフ
カバーデザイン　斉藤よしのぶ
本文デザイン　工藤亜矢子（OKAPPA DESIGN）
イラスト　坂木浩子
校正　渡邉郁夫
編集協力　寺本彩、オフィス201（和田さや加）

参考文献
『胃癌治療ガイドライン　医師用2021年7月改訂【第6版】』（金原出版）日本胃癌学会・編
『患者さんのための胃がん治療ガイドライン2023年版』（金原出版）日本胃癌学会・編
『胃がん　完治をめざす最新治療ガイド』（講談社）佐野武・監修
がん情報サービス（国立がん研究センター）
https://ganjoho.jp/public/index.html

※本書は、『胃がん手術後の生活読本』（2013年刊）を再編集しつつ、2023年9月時点の最新情報を盛り込んだものです。

胃がん
「手術後」の不安をなくす
新しい生活術

監修者　佐野 武
編集人　新井晋
発行人　倉次辰男
発行所　株式会社主婦と生活社
〒104-8357　東京都中央区京橋3-5-7
TEL 03-5579-9611（編集部）
TEL 03-3563-5121（販売部）
TEL 03-3563-5125（生産部）
https://www.shufu.co.jp/
製版所　東京カラーフォト・プロセス株式会社
印刷所　大日本印刷株式会社
製本所　株式会社若林製本工場

ISBN978-4-391-15971-4